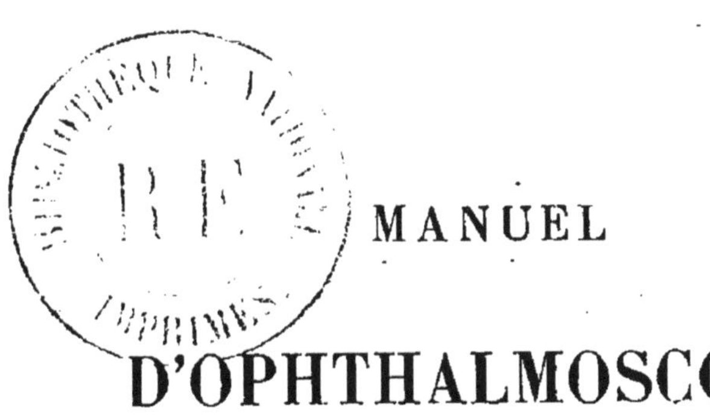

MANUEL

D'OPHTHALMOSCOPIE

PARIS. — IMP. TOLMER ET ISIDOR JOSEPH

13, rue du Four Saint-Germain.

LANDOLT

MANUEL

D'OPHTHALMOSCOPIE

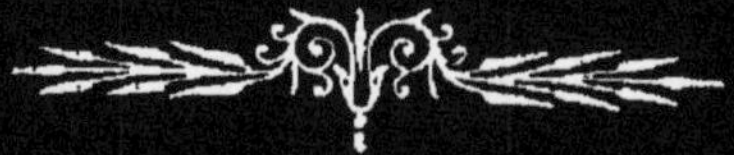

MANUEL

D'OPHTHALMOSCOPIE

PAR

Le Dr E. LANDOLT

DIRECTEUR-ADJOINT DU LABORATOIRE D'OPHTHALMOLOGIE

A LA SORBONNE

Avec figures dans le texte

PARIS

OCTAVE DOIN, Éditeur

8, PLACE DE L'ODÉON, 8

1878

MANUEL
D'OPHTHALMOSCOPIE[1]

INTRODUCTION

Parmi les méthodes d'exploration dont l'ophthalmologie s'est enrichie dans ces vingt dernières années, et dont nous nous sommes occupé précédemment (2), l'ophthalmoscopie tient, sans contredit, la première place, et cela à plusieurs points de vue.

C'est l'ophthalmoscope qui, en rendant l'intérieur de l'œil accessible aux recherches exactes, a enlevé l'ophthalmologie à l'empirisme et l'a placée sur le terrain scientifique, où elle a fait des progrès aussi rapides que brillants.

C'est l'ophthalmoscope qui a aidé puissamment l'anatomie et la physiologie oculaires dans l'étude de l'organisation et des fonctions des parties profondes de l'œil et des propriétés de son appareil dioptrique.

En pathologie, l'ophthalmoscope a aussi inauguré

(1) D'après les leçons recueillies par le Dr Charpentier.
(2) *Leçons sur le diagnostic des maladies des yeux*. Paris, 1877.

une ère nouvelle. Tout le chapitre, si profondément obscur autrefois, des amblyopies et des amauroses, est devenu peut-être la partie la mieux étudiée et la plus claire de toute la pathologie du corps humain.

Les affections des membranes du fond de l'œil sont diagnostiquées dès leur début et suivies dans leur développement jusque dans leurs moindres détails. Nous voyons, par exemple, une choroïdite naître aux parties périphériques de la membrane vasculaire de l'œil, se propager lentement vers l'équateur, s'approcher du pôle postérieur et envahir enfin les parties les plus essentielles à la vision. Nous la voyons débuter sous la forme d'une simple hypérémie accompagnée çà et là d'exsudations et d'hémorrhagies, puis produisant des troubles dans les couches pigmentaires du fond de l'œil, troubles constitués soit par des amas, soit par des atrophies du pigment.

Nous voyons, en même temps, l'inflammation de la choroïde se communiquer à la rétine; le pigment immigre dans la membrane nerveuse, s'approche des vaisseaux et forme des dépôts le long de leurs parois.

Nous constatons les troubles de nutrition qui en résultent pour d'autres parties de l'œil; le corps vitré se remplit de flocons, le pôle postérieur et plus tard la totalité du cristallin, s'obscurcissent et interceptent la lumière,

Nous suivons avec la même facilité l'évolution de toutes les autres maladies du fond de l'œil.

Et sur un autre terrain de la pathologie, avec quelle sûreté ne déterminons-nous pas l'état de réfraction de l'œil à l'aide de l'ophthalmoscope?

Mais ce n'est pas seulement l'ophthalmologie qui a tiré un immense profit de l'invention de ce précieux instrument. Il a été pour la médecine entière une source de lumières nouvelles. La physiologie a recours à l'ophthalmoscope pour étudier sur le vivant les phénomènes de la circulation du sang et l'état de la substance nerveuse sous l'influence de diverses modifications centrales.

Et la médecine générale, combien de fois ne trouve-t-elle pas inscrit sur le fond de l'œil le diagnostic d'une affection organique ou diathésique, alors même que tous les autres symptômes ne suffisent pas pour l'expliquer? Combien de fois l'ophthalmoscope ne révèle-t-il pas le début d'une maladie générale, alors que tout autre symptôme caractéristique fait encore défaut?

Ai-je besoin de rappeler, à l'appui de mon assertion, les tubercules de la choroïde, la rétinite albuminurique, la névrite optique et la papille étranglée, symptômes significatifs de diverses affections du cerveau?

Parlerai-je de l'anémie simple, caractérisée par la

pâleur du nerf optique, ou de l'anémie dite perni-
cieuse, qui se révèle à l'ophthalmoscope par des hémorrhagies multiples dans le tissu de la rétine? Et la
rétinite syphilitique, et les phénomènes de pulsation
des vaisseaux centraux du nerf optique dans les maladies du cœur! Voilà autant de symptômes ophthalmoscopiques très-précieux pour le diagnostic d'affections générales.

L'importance de l'ophthalmoscope est d'ailleurs
reconnue par tout le monde, mais elle le serait encore
bien plus, si tout médecin était entièrement familia-
risé avec l'usage de cet instrument. En effet, il est si
simple et son emploi si peu compliqué, qu'il semble,
au premier abord, que rien ne devrait être aussi facile
que d'observer le fond de l'œil. On le croirait, mais il
n'en est pas tout à fait ainsi.

Pour pouvoir profiter avec avantage d'un instrument, il faut connaître à fond sa construction et
le principe sur lequel il repose, et, de plus, il faut
se rendre compte des conditions qui dominent son
usage. Or, ces deux données font trop souvent
défaut au praticien, et le but de ces pages est, précisément, d'exposer à l'étudiant et au médecin comment l'ophthalmoscope est construit, et comment il
faut s'y prendre pour s'en servir avec avantage. Nous
aborderons ici seulement les questions indispen-
sables à la pratique sans entrer dans les détails plus

spécialement théoriques. Nous nous abstiendrons aussi de décrire les innombrables variations de forme que l'ophthalmoscope a subies depuis son invention. Nous nous bornerons aux types les plus importants.

Nous avons omis à dessein la description de divers états pathologiques du fond de l'œil, laissant ce chapitre à la pathologie et à l'anatomie pathologique des membranes de l'œil auxquelles ils appartiennent.

THÉORIE DE L'OPHTHALMOSCOPE

Tout le monde sait que l'ophthalmoscope est un instrument qui sert à voir l'intérieur de l'œil, mais on ne se rend pas toujours compte de la raison pour laquelle on a besoin d'un instrument pour voir le fond de cet organe. En effet, qu'est-ce qui nous empêche de voir à l'œil nu le nerf optique, la choroïde, les vaisseaux rétiniens, etc., puisque toutes les parties de l'œil situées devant eux sont parfaitement transparentes?

Pourquoi la pupille nous paraît-elle toujours noire, quoique évidemment le fond d'un œil qui regarde vers la lumière doive être éclairé?

Cette question a occupé les savants pendant des siècles, et on a formé pour la résoudre un grand nombre de théories plus ou moins vraisemblables. On a cru, par exemple, que le pigment de la choroïde absorbait toute lumière pénétrant dans l'œil. On a émis l'opinion que la lumière, pour être perçue par le nerf optique, se transformait dans la rétine en une force physique telle qu'elle ne pouvait plus revenir du fond de l'œil dans le même état, etc. C'est en 1851 seulement que HELMHOLTZ a donné la solution de ce problème et a démontré pourquoi, dans les conditions ordinaires, on ne voit pas le fond d'un œil éclairé. Cette explication, la voici :

La lumière qui provient d'une partie éclairée du fond de l'œil sort de celui-ci dans la même direction que la lumière éclairante a suivie pour y entrer, c'est-à-dire. en se dirigeant vers la source lumineuse.

A ce sujet, il est bon de rappeler la loi, bien connue en optique, des foyers conjugués. On appelle *foyers conjugués* un point lumineux et son image formée par un instrument d'optique.

Or, d'après cette loi : *les rayons lumineux qui proviennent d'un objet suivent exactement le même chemin que ceux qui proviennent de son image, formée par un système optique*, et par conséquent, *on peut indifféremment remplacer l'objet par l'image et l'image par l'objet.*

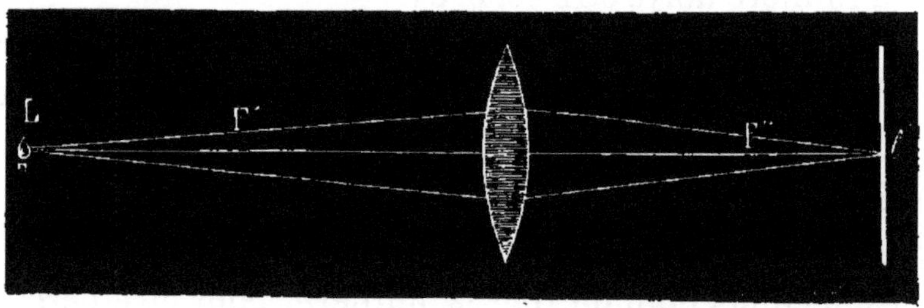

Fig. 1.

Ainsi (fig. 1), je suppose qu'on prenne une lentille convexe, par exemple le n° 20 D. ; qu'on place à une certaine distance devant elle une bougie allumée, et, derrière elle, un écran en papier juste à l'endroit où se forme l'image *l* de la bougie ; les points qui composent

l'objet et ceux qui composent l'image sont des foyers
conjugués. Si l'on met maintenant la bougie à la
place de l'écran et celui-ci à la place de la lumière, on verra que l'image se produit précisément
à l'endroit où se trouvait tout à l'heure l'objet. Voilà
la démonstration de la loi des foyers conjugués. C'est
une loi très-importante pour toute la théorie de l'ophthalmoscopie et nous aurons encore souvent l'occasion
d'y recourir.

Ainsi, déjà pour la question de l'éclairage du fond
de l'œil, cette loi va nous servir à rendre facilement
compréhensible le fait dont nous venons de parler,
à savoir qu'on ne voit pas, dans les conditions ordinaires, le fond de l'œil éclairé. Munissons notre lentille

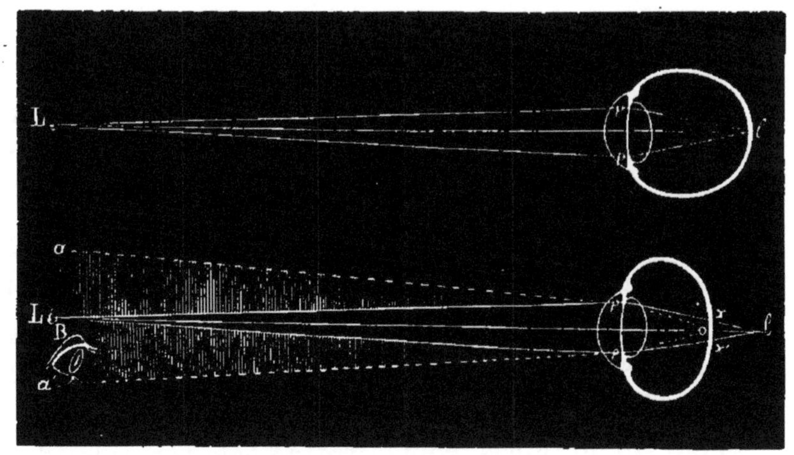

Fig. 2.

convexe d'un tube ; prenons, par exemple, l'oculaire
d'un microscope, après en avoir dévissé la lentille

supérfeure. Fermons le tube par un papier blanc et plaçons à plusieurs mètres devant la lentille une lumière. En dirigeant la lentille vers la lumière, il se formera sur le papier une image de la flamme et la partie du papier sur laquelle apparaît l'image est fortement éclairée, comme on peut s'en convaincre en le regardant par derrière. Cependant l'ouverture du tube, fermée par la lentille, et traversée par la lumière incidente et émergente, se montre absolument noire. En effet, la lumière qui provient de la partie éclairée de l'écran n'entre pas dans l'œil de l'observateur, mais elle suit, en quittant l'oculaire du microscope, la direction même suivant laquelle est entrée la lumière qui éclaire cette partie de l'écran, c'est-à-dire qu'elle va se réunir dans la flamme, d'après la loi des foyers conjugués.

La même chose se produit dans l'œil :

Soit, par exemple (fig. 2, I), L un point lumineux situé dans la flamme à laquelle l'œil est adapté : l sera l'image qui se forme sur la rétine. Cette partie l de la rétine est donc fortement éclairée; mais la lumière qui en provient ne tombe pas dans les yeux qui observent cet œil; elle prend, suivant la loi des foyers conjugués, le même chemin qu'ont pris les rayons incidents, dans le point L de la flamme.

Pour qu'on puisse voir la rétine éclairée, il faudrait que l'observateur pût se placer dans le cône L p p des rayons émergents, ce qui n'est pas possible sans intercepter la lumière éclairante. La même chose qui se produit pour un seul point lumineux, se produit pour tous les points dont se compose la flamme : l'ensemble de leurs images éclaire une partie de la rétine et les rayons émergents de cette partie de la rétine se réunissent de nouveau dans la source lumineuse.

Mais ces conditions changent, *dès que l'œil n'est pas adapté à la lumière* qui l'éclaire.

Supposons, dans notre exemple, la rétine située *en arrière* du point l (fig. 3) où se forme l'image

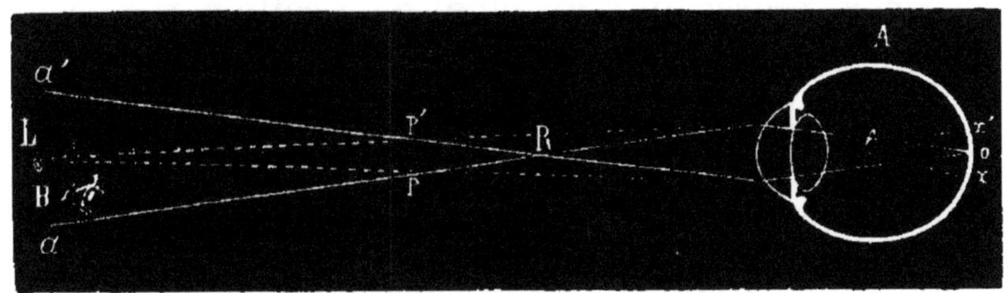

Fig. 3.

de la source lumineuse. Soit, par exemple, l'œil A fortement *myope*. Alors, au lieu d'une image nette, le point lumineux L formera sur la rétine une image de diffusion $x'x$, et les rayons lumineux qui proviennent de cette partie de la rétine, par exemple du point o, ne forment plus leur image en L, mais plus près de l'œil, au point R pour lequel cet œil myope est adapté. Après leur réunion en R, les rayons lumineux continuent leur chemin en divergeant et ils forment ainsi un cône lumineux, $p'p\ a'a$, dans lequel un œil observateur B peut se placer, sans intercepter la lumière éclairante. Tout œil placé dans ce cône recevra donc de la lumière du fond de l'œil A et le verra luire.

La même chose se produit quand la rétine de l'œil observé se trouve située *en avant* du foyer conjugué de la lumière. Ainsi, supposons l'œil observé fortement hypermétrope (fig. 2, II).

Les rayons lumineux provenant de L, au lieu de former leur foyer sur la rétine, tendront à se réunir en arrière d'elle en l, et formeront sur la rétine une image diffuse x x'. Par contre, les rayons lumineux, provenant d'un point o de cette partie éclairée de la rétine ne se dirigeront pas non plus dans la source lumineuse, mais ils quitteront l'œil en divergeant dans les directions p a et p'a'. En plaçant son œil dans ce cône lumineux, par exemple en B, un observateur peut de nouveau recevoir de la lumière qui émane du fond de l'œil éclairé, sans intercepter la lumière incidente et sans être trop gêné par elle; surtout s'il se garantit à l'aide d'un écran placé entre son œil et la source lumineuse.

En effet, que l'on fasse reculer ou avancer le papier qui ferme l'oculaire du microscope, dont nous nous sommes servis tout à l'heure pour représenter un œil artificiel, et l'on verra l'image de la flamme devenir diffuse, en même temps on pourra distinguer le blanc du papier à travers la lentille et, en le reculant ou en l'avançant suffisamment, on pourra même voir des traits tracés sur lui.

Un phénomène analogue se produit quelquefois dans

l'œil. On sait, et c'est là un fait qu'on a observé
de tout temps, que les yeux de certains animaux
luisent, quand ils sont dirigés vers une source lumineuse. Il existe de même certaines affections internes
de l'œil, des tumeurs surtout, qui permettent de
voir l'intérieur de ces yeux, sans intervention de
l'ophthalmoscope. Une de ces maladies, le gliome
de la rétine, doit même à ce phénomène et à l'ana-
logie qu'on lui a trouvée avec les yeux de certains animaux, le nom d'*œil de chat amaurotique*, par lequel on
l'a désignée autrefois. — Méry et La Hire ont observé
qu'on peut rendre luisants les yeux des animaux dès
qu'on les plonge dans l'eau. Ils ont constaté, de plus,
qu'on obtient un reflet de l'intérieur de chaque œil
auquel on a enlevé la cornée ou le cristallin ou les
deux à la fois.

L'explication de tous ces phénomènes ne nous
offre plus la moindre difficulté après les expériences
que nous venons de faire. Tous ces yeux qui luisent
spontanément se trouvent dans les conditions que
nous venons de signaler, c'est-à-dire qu'ils ne sont
pas adaptés à la source lumineuse.

En effet, les animaux dont on peut voir luire les
yeux : les chats, les chiens, les lapins, les bœufs, etc.,
sont tous hypermétropes, et cela assez fortement.
Ainsi, tous les lapins dont j'ai déterminé la réfraction
ont présenté un degré d'environ trois dioptries d'hypermétropie.

Les yeux atteints de tumeurs intraoculaires, de

décollement de la rétine, etc., sont également hypermétropes, c'est-à-dire que leur rétine se trouve située
bien en avant du foyer des rayons incidents. Ainsi,
comme le montre notre figure 2 (II), les rayons qui
proviennent de la partie éclairée de la rétine ne suivent pas la marche des rayons incidents, mais occu-
pent un espace plus grand que ces derniers.

Voilà donc pourquoi nous obtenons ce reflet jau-
nâtre des yeux des chats, et pourquoi nous voyons
directement, et sans ophthalmoscope, la rétine dé-
collée, gliomateuse, ou poussée en avant par une tu-
meur de la choroïde.

Et les yeux dépourvus de leur cornée ou de leur
cristallin, et les yeux plongés dans l'eau, pourquoi
luisent-ils? La réponse est bien simple : tandis
que les yeux gliomateux sont hypermétropes par le
raccourcissement de leur axe antéro-postérieur, les
yeux dépourvus de cornée ou de cristallin, ou plongés
dans l'eau, sont hypermétropes à cause de la diminution de leur force réfringente.

Un œil qui aurait vu nettement une lumière placée
à n'importe quelle distance, ne la voit plus nettement après l'opération de la cataracte, parce que, le
cristallin étant enlevé, son système dioptrique n'est
plus assez puissant pour réunir sur la rétine les
rayons provenant de la flamme. Cet œil, au lieu d'une
image nette, obtient donc une image de diffusion,
comme l'œil de notre figure 2 (II), et les parties diffu-
sément éclairées émettent, à leur tour, de la lumière

qui, loin de rentrer dans la source lumineuse, se dirige de tous les côtés en divergeant.

C'est pour la même raison que luisent les yeux dont on a enlevé la cornée. On les rend hypermétropes en affaiblissant leur système dioptrique.

Un effet analogue se produit pour les yeux qu'on plonge dans l'eau. L'eau ayant à peu près le même indice de réfraction que l'humeur aqueuse de l'œil, la cornée perd son action réfringente, et c'est la surface de l'eau qui doit être considérée maintenant comme séparant l'air des milieux dioptriques de l'œil. C'est la surface plane de l'eau qui remplace la surface convexe de la cornée. Il se produit ainsi une diminution considérable de la force réfringente de l'œil, diminution qui produit une hypermétropie des plus accusées.

Voilà une série de conditions dans lesquelles on peut voir luire un œil spontanément.

Ce sont, il est vrai, des conditions exceptionnelles et pour la plupart peu réalisables en pratique. De plus, alors même qu'on reçoit une certaine partie de la lumière qui provient du fond d'un œil observé, et qu'un certain nombre de ces rayons peuvent entrer dans l'œil observateur, il ne s'agit toujours que d'une petite partie de la lumière émergente, et, si l'amétropie n'est pas très-forte, la plus grande partie de la lumière émergente se dirige néanmoins vers la source lumineuse ; dans certains cas elle s'y réunit même tout entière. L'éclairage sous lequel est perçu le fond de l'œil de cette façon doit donc nécessairement être très-faible. Il est, dans la majorité des cas, insuffisant pour distinguer les menus détails du fond de l'œil.

Il est de fait que toutes ces observations ne suffisaient pas pour fournir à nos ancêtres les moyens d'examiner sur le vivant le nerf optique, la rétine, la choroïde, comme nous le faisons maintenant avec tant de facilité et de succès. Pour voir facilement l'intérieur de l'œil, il ne suffit pas de regarder obliquement dans celui-ci et de recueillir quelques rayons épars de la périphérie du cône lumineux qui en sort, mais il faudrait évidemment pouvoir placer son œil dans l'axe même des rayons émergeant de l'œil examiné. ·

C'est ce problème que Helmholtz a réalisé de cette manière simple qui caractérise les grandes découvertes : Au lieu de placer la lumière en face de l'œil à examiner, il la place à côté et la réfléchit dans l'œil à l'aide d'un miroir demi-transparent ou muni d'un trou central. Soit E (fig. 4) l'œil examiné, E' l'œil examinateur, L une source lumineuse quelconque, MM un miroir. Ce miroir, tenu obliquement, réfléchit la lumière dans l'œil examiné comme si elle provenait de L', et, pour cet œil E, il revient exactement au même que la flamme se trouve en L', ou, qu'étant en L, elle soit réfléchie par le miroir. L'œil de l'examinateur se trouve alors, en effet, dans la direction des rayons incidents, et la lumière qui provient de la partie éclairée xx de l'œil E ne sera pas en totalité réfléchie par le miroir vers L, mais elle traversera en partie le miroir, que celui-ci soit demi-transparent ou qu'il soit percé d'un trou. Cette lumière tombera dans l'œil examinateur, qui verra ainsi le fond de l'œil observé.

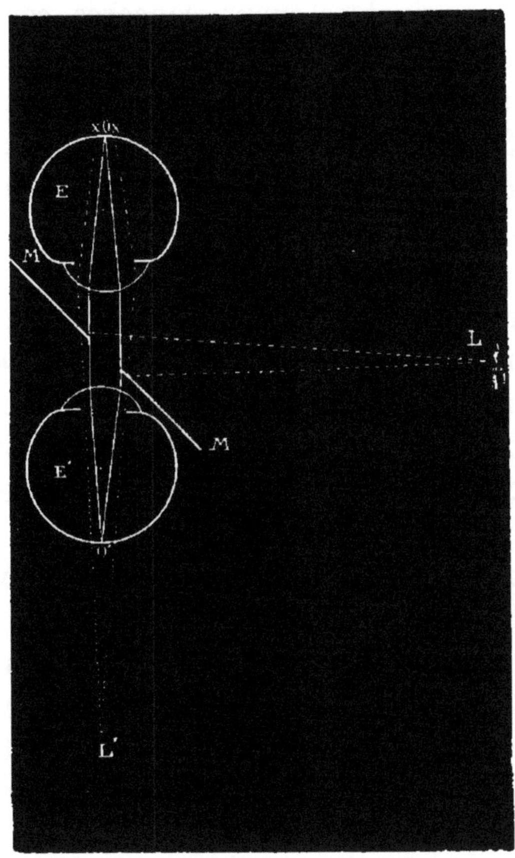

Fig. 4.

La partie essentielle de l'ophthalmoscope est donc le *miroir* réflecteur de la lumière. Le miroir de l'ophthalmoscope de Helmholtz se compose de plu-

sieurs lames de verre transparentes, planes, superposées. Ce miroir réfléchit une partie de la lumière
qui le rencontre, tandis qu'il laisse pénétrer l'autre
partie. On a essayé, depuis, d'employer tous les
miroirs imaginables, plans, concaves, convexes, pris-
matiques, seuls ou combinés avec des lentilles convexes qui concentrent la lumière sur le miroir. On les
a tantôt fabriqués en métal et percés d'un trou central, tantôt en verre étamé qu'on rendait transpa-
rent en enlevant une partie de l'étamage au centre ou
en les perçant d'un trou.

La pratique a prouvé que le miroir le plus commode
est le *miroir concave percé d'un trou au centre ;* il est
à peu près indifférent qu'il soit en métal ou en verre.
L'avantage du miroir concave est de concentrer la
lumière et de fournir ainsi un éclairage puissant.

Cependant dans beaucoup de cas on préfère un
éclairage faible : c'est lorsque l'œil examiné ne
supporte pas la lumière, par suite d'inflammation
de ses membranes profondes, ou que la pupille se
rétrécit trop sous l'influence de la lumière vive. Dans
ce cas, on emploie avec avantage le *miroir plan.*

Les dimensions les plus pratiques du miroir concave
sont un diamètre de 28 millimètres et une distance
focale de 18 centimètres. Le même diamètre convient
au miroir plan. Le trou central doit avoir au moins
3 millimètres de diamètre.

DE L'EXAMEN A L'IMAGE DROITE.

Nous connaissons maintenant le moyen d'éclairer 'intérieur de l'œil et nous n'avons plus à nous préoccuper, dans ce qui suit, de la lumière éclairant le fond de cet organe, nous le supposons éclairé et nous nous demandons : Comment arriverons-nous à distinguer les détails du fond de l'œil?—En effet, il ne suffit pas d'éclairer l'œil et de recevoir de la lumière de la partie rétinienne éclairée, nous devons voir nettement cette partie dans tous ses détails. Or, pour voir nettement un objet, il faut qu'une image nette de cet objet se forme sur notre rétine. Il s'agit donc, en d'autres termes, de connaître les conditions qui doivent être remplies *pour qu'une image du fond de l'œil examiné se forme sur le fond de l'œil examinateur.* Ce n'est pas une question superflue, puisque nous ne regardons pas le fond de l'œil directement comme on observe, par exemple, le tympan à l'aide de l'otoscope, mais à travers un système réfringent, l'appareil dioptrique de l'œil examiné. Ce système dioptrique imprime aux rayons lumineux qui proviennent du fond de l'œil une direction donnée, qui diffère essentiellement de celle qu'ils auraient, s'ils nous arrivaient directement à travers l'air.

La base de ces considérations est encore la loi des foyers conjugués, d'après laquelle, dans tout système dioptrique, on peut indifféremment remplacer l'objet par l'image et l'image par l'objet, ou, ce qui revient au même, dans tout système dioptrique, les rayons lumineux qui se dirigent vers un point ont la même direction que ceux qui proviennent de ce point.

Supposons emmétropes l'œil examinateur et l'œil examiné. On sait que l'œil emmétrope, à l'état de repos, est adapté aux rayons parallèles. Pour voir le fond d'un autre œil, il faut donc que les rayons lumineux qui en proviennent soient parallèles. Or, c'est de l'œil emmétrope que les rayons lumineux émanent parallèlement entre eux, et cela d'après la loi des foyers conjugués. En effet, les rayons lumineux qui se réunissent sur la rétine de l'œil emmétrope doivent être parallèles avant d'arriver à l'œil, donc les rayons qui émanent de la rétine de l'œil emmétrope sont parallèles à leur sortie.

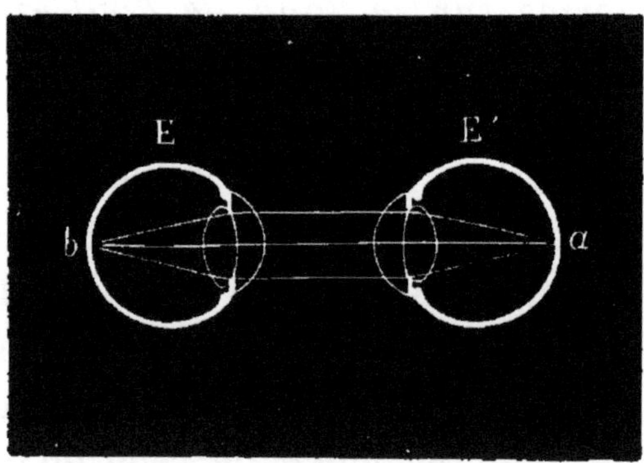

Fig. 5.

Que l'on considère la figure 5. Un point *b* de la rétine de l'œil examiné E émet des rayons qui sont parallèles après leur sortie de l'œil et qui se réunissent en une image a sur le fond de l'œil examinateur C.

Il suffit, par conséquent, pour un emmétrope, de projeter simplement, à l'aide d'un miroir ophthalmoscopique, de la lumière dans un autre œil emmétrope, pour voir les objets du fond de ce dernier. La lumière qui émane de la partie éclairée de cet œil en sort parallèlement et se réunit donc en une image nette sur le fond de l'œil examinateur. L'examinateur verra ainsi les objets du fond de l'œil examiné dans leur position naturelle, comme tous les objets qu'on regarde à travers une loupe au foyer de laquelle ils se trouvent. C'est pour cela qu'on a donné à cette méthode d'exploration le nom d'*examen à l'image droite*.

La lentille convexe, la lumière et l'écran qui nous ont servi à démontrer la loi des foyers conjugués vont nous aider encore à comprendre facilement le mode de production des images ophthalmoscopiques.

Je suppose que la lentille représente le système dioptrique de l'œil, la lumière un objet de sa rétine. Dans ce cas, je puis faire abstraction de la lumière qui éclaire l'œil, attendu que l'objet de la rétine est lui-même lumineux.

Pour représenter l'œil emmétrope dans notre expérience, il faut placer la flamme au foyer de la lentille convexe (20 D), soit à 5 centimètres en arrière d'elle, puisque dans l'œil emmétrope la rétine se trouve au foyer du système dioptrique. En regardant à travers la lentille, à n'importe quelle distance, on apercevra la flamme droite et agrandie.

Si l'œil examiné est *hypermétrope*, les rayons qui proviennent de sa rétine ne sont pas parallèles; considérons la figure 6 et nous verrons que les rayons représentés par les lignes pointillées qui proviennent de la rétine *a* sont divergents à leur sortie de l'œil, et qu'ils divergent comme s'ils provenaient d'un point R situé derrière l'œil. En effet, l'œil hypermétrope a besoin de rayons convergents pour les réunir sur sa rétine, donc les rayons qui proviennent de sa rétine sont divergents.

L'examinateur emmétrope qui éclaire l'œil hypermétrope pourra-t-il voir le fond de ce dernier? — A l'état de repos, non, puisqu'il lui faut des rayons parallèles. Il verra donc l'œil examiné éclairé, mais il ne distinguera pas les objets de sa rétine. Pour

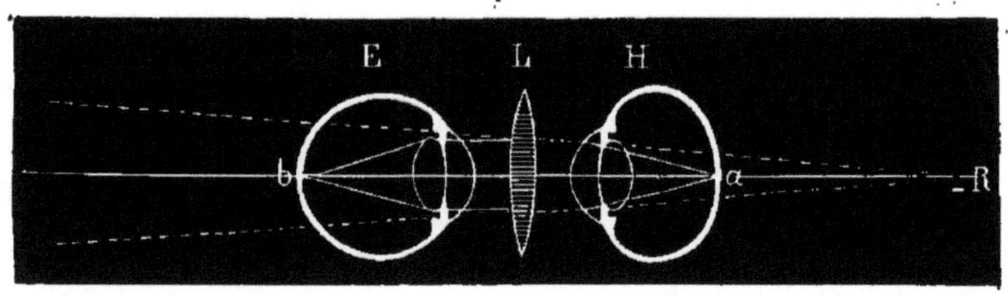

Fig. 6.

cela, il doit s'adapter aux rayons divergents ou rendre parallèles les rayons divergents; se rendre myope ou rendre emmétrope l'œil examiné. Pour nous adapter aux rayons divergents, nous avons un moyen bien simple : l'accommodation. En effet, notre œil emmétrope n'aura qu'à faire un effort d'accommodation juste assez fort pour voir un objet placé en R et les rayons divergents qui émanent de l'œil examiné hypermétrope se réuniront sur sa rétine en une image nette ; il verra le fond de l'œil examiné nettement.

Mais si l'examinateur emmétrope E (fig. 6) ne peut pas s'adapter à la distance du point R, ou bien que son accommodation soit trop faible, ou bien que la divergence des rayons émanés de l'œil examiné soit trop forte (R trop rapproché de l'œil, l'hypermétropie trop considérable), ou qu'il désire voir sans mettre en jeu son accommodation, comme cela est souvent indiqué, il lui faudra alors rendre parallèles les rayons divergents. Il arrivera à ce résultat à l'aide d'une lentille convexe qu'il placera entre son œil et l'œil observé.

Il est facile de concevoir que le foyer de cette lentille devra coïncider avec le *punctum remotum* R de l'œil examiné. En effet, la lentille L (fig. 6) est la lentille correctrice de l'œil hypermétrope H. Elle fait converger les rayons parallèles en R, et *vice versâ* elle rend parallèles les rayons provenant de R, ou, ce qui revient au même, émanant du point *a* de l'œil hypermétrope, et quittant celui-ci avec une divergence telle qu'ils semblent provenir de R.

L'examinateur emmétrope peut donc voir nettement le fond de l'œil hypermétrope, soit en éclairant simplement l'œil et en mettant en jeu son accommo-

dation, soit, sans accommodation, en interposant
entre lui et l'œil observé le verre correcteur de celui-ci.
Il faut remarquer ici qu'il importe peu où l'on
place le verre correcteur. On peut, si le patient porte
son verre correcteur en forme de lunettes, lui laisser
ses lunettes sur le nez, on n'en verra pas moins le fond
de l'œil avec le simple miroir ophthalmoscopique. On
peut également placer le verre correcteur derrière le
miroir dans un petit cadre spécial ou dans un disque
tournant.

Recourons encore à notre œil artificiel formé par
la lentille et la flamme. Puisque, dans l'hypermétropie, la rétine se trouve en avant du foyer, nous n'a-
vons qu'à rapprocher la flamme de la loupe de plus
de 5 centimètres, et nous avons ainsi un système
comparable à l'œil hypermétrope. Si l'on regarde à
travers la lentille, on apercevra l'image de la flamme
droite et agrandie. Il faudra toutefois un certain effort

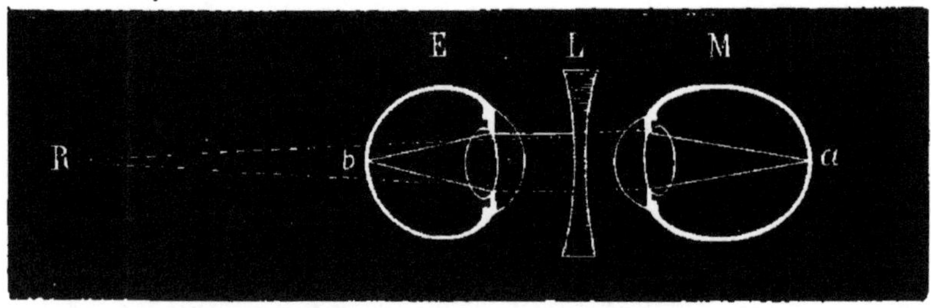

Fig. 7.

d'accommodation, effort qui sera d'autant plus grand
que la flamme se trouvera plus près de la lentille

(hypermétropie plus forte); d'autant plus grand aussi qu'on se rapprochera davantage de la lentille et par conséquent du *punctum remotum* de l'œil hypermétrope ou du foyer conjugué négatif de la loupe.

Supposons enfin que l'œil examiné soit *myope*, et rappelons-nous que le myope, pour voir nettement, c'est-à-dire pour réunir des rayons lumineux sur sa rétine, a besoin de rayons *divergents* (1): Ainsi, dans la figure 7, les rayons qui proviennent du point R sont réunis sur la rétine en un point *a*; donc, les rayons qui proviennent du point *a* de la rétine vont se réunir en R. Ils sont par conséquent convergents à leur sortie de l'œil.

L'œil examinateur emmétrope E peut-il réunir sur sa rétine des rayons convergents? — Jamais. A l'état de repos, il réunit les rayons parallèles, et l'accommodation l'adapte à des rayons divergents, mais il n'a pas en lui-même un moyen de s'adapter aux rayons convergents. L'emmétrope ne peut donc pas voir l'image droite du fond de l'œil myope sans rendre parallèles les rayons qui en émanent. Pour rendre parallèles les rayons convergents, on se sert d'une lentille concave dont le foyer coïncide avec le point vers lequel convergent les rayons. Ce point, c'est le *punctum remotum* R de l'œil myope, et le verre concave est donc le verre correcteur du myope. Que l'on considère

(1) Voir nos *Leçons sur le diagnostic des maladies des yeux*, p. 85.

encore la figure 7, et l'on verra la lentille concave L donner aux rayons parallèles une direction divergente, comme s'ils provenaient de R ; alors ces rayons divergents peuvent être réunis sur la rétine en *a*. Donc, toujours suivant la loi des foyers conjugués, les rayons lumineux qui proviennent de *a* et qui, sans la lentille, iraient se réunir en R, deviennent parallèles en traversant la lentille concave : L'examinateur peut ainsi les réunir sur sa rétine et obtient donc une image du fond de l'œil myope. Il est encore indifférent en principe de placer le verre correcteur, soit devant l'œil examiné, soit devant l'œil de l'examinateur, pourvu que le foyer coïncide avec le *punctum remotum* de l'œil examiné.

Pour représenter la myopie à l'aide de notre lentille convexe, nous aurons à éloigner la flamme au delà du foyer (au delà de 5 centimètres) et en nous rapprochant de la lentille, nous ne verrons plus nettement l'image droite de la flamme. Celle-ci sera confuse, et elle le sera d'autant plus qu'elle se trouvera plus éloignée de la lentille, c'est-à-dire que la myopie de cet œil artificiel sera plus forte. Mais nous la verrons immédiatement dès que nous placerons devant notre œil un verre concave assez fort.

Nous venons de montrer comment un *emmétrope* parvient à voir l'*image droite* du fond d'un œil emmétrope ou amétrope. Pour un *examinateur amétrope* la chose est tout aussi simple dès qu'il corrige son amétropie. Par cela même il devient emmétrope et les considérations que nous avons exposées tout à l'heure deviennent directement applicables à son propre œil.

Il existe cependant certaines conditions dans lesquelles l'amétrope peut examiner un autre œil amétrope avec l'ophthalmoscope sans accommodation et sans intervention de verres correcteurs. Nous avons vu que la lumière qui provient du fond de l'œil hypermétrope quitte cet œil en divergeant. Il est évident qu'un œil observateur qui peut réunir sur sa rétine ces rayons divergents verra le fond de l'œil hypermétrope sans autre moyen que le miroir ophthalmoscopique. Ce sont les yeux myopes qui sont adaptés à dés rayons divergents et, en effet, un myope peut voir directement l'image droite de l'hypermétrope, dès

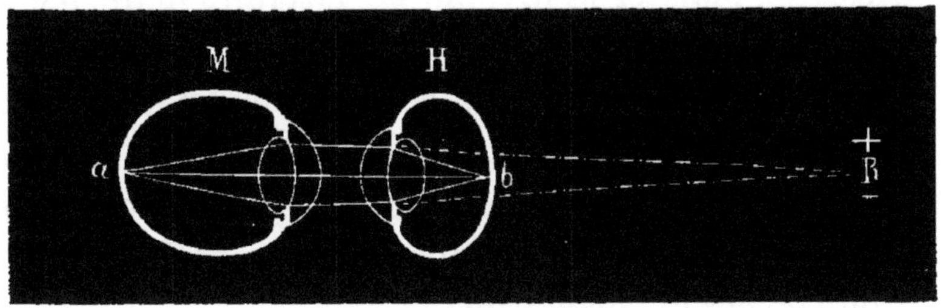

Fig. 8.

que les rayons qui en proviennent ont la divergence nécessaire.

Or, en quittant l'œil hypermétrope H (fig. 8), les rayons paraissent provenir du *punctum remotum* R de cet œil; d'autre part, pour être réunis sur la rétine de l'œil myope, les rayons doivent provenir de son *punctum remotum*. Il faut donc que le *punctum remotum* de l'hypermétrope examiné et celui du myope examinateur coïncident, si le myope veut voir la rétine de l'hypermétrope. Cela est possible :

Supposons un hypermétrope de 5 dioptries, son *punctum remotum* est situé à 20 centimètres derrière son œil. Si cet œil est examiné à l'ophthalmoscope par un autre œil M qui se rapproche de lui jusqu'à 2 centimètres, ce dernier se trouve à 22 centimètres du *punctum remotum* de l'hypermétrope, et si son propre *punctum remotum* est situé à 22 centimètres en avant de lui, il peut voir directement le fond de l'œil hypermétrope. Or, si le *punctum remotum* est situé en avant de l'œil, celui-ci est myope, et s'il se trouve à 22 centimètres, la myopie est de $\frac{100}{22} = 4,5$ dioptries. — Mais si la myopie de l'examinateur n'était que de 4 dioptries, c'est-à-dire si son *punctum remotum* se trouvait à $\frac{100}{4} = 25$ centimètres en face de lui, il ne verrait pas le fond de l'œil examiné à 2 centimètres, il devrait s'éloigner jusqu'à 5 centimètres de l'œil examiné pour voir sans accommodation l'image droite de cet hypermétrope.

Quel doit être l'état de réfraction d'un examinateur qui voit sans accommodation et sans verre correcteur le fond d'un œil myope ?

Les rayons qui proviennent de l'œil myope convergent vers le *punctum remotum*. L'examinateur ne peut donc pas être emmétrope, puisqu'il lui fau-

drait des rayons parallèles, et encore moins myope,
parce qu'alors il lui faudrait des rayons divergents ;
mais il doit être hypermétrope, parce que c'est l'hypermétropie qui exige des rayons convergénts. Or,
on sait que les rayons provenant de l'infini sont parallèles, que les rayons provenant d'une distance
définie sont divergents, et que les rayons convergeuts
ne se produisent jamais d'une manière naturelle, sauf
lorsqu'ils proviennent de l'intérieur de l'œil myope ;
c'est pour cela que M. Jaeger a pu dire avec raison,
dans ses cours d'ophthalmoscopie, que le fond de l'œil
myope est le seul objet, entre la terre et le ciel, que
l'hypermétrope puisse voir sans corriger son amétropie.

Nous retrouverons cependant ici encore les mêmes
conditions que tout à l'heure pour la formation d'une
image nette. En effet, l'hypermétrope, dépourvu d'accommodation, ne réunit pas sur sa rétine indifféremment tous les rayons convergents, mais seulement
ceux qui sont dirigés vers son *punctum remotum*. Or,
puisque les rayons provenant de l'œil myope convergent vers le *punctum remotum* de cet œil, il faut de
nouveau que le *punctum remotum* du myope coïncide
avec celui de l'hypermétrope, pour que l'on puisse
voir nettement le fond de l'autre œil, à l'image droite
et sans intervention de verre correcteur. On n'a qu'à
faire examiner l'œil myope de la figure 8 par l'hypermétrope. Si notre œil myope a une myopie de 4, 5
dioptries, son *punctum remotum* est situé à 22 centi-

mètres en avant de lui, et celui de l'hypermétrope doit se trouver à 20 centimètres *derrière* lui lorsque son œil est éloigné de 2 centimètres de l'œil examiné myope.

Ne multiplions pas les exemples. Avec les données fondamentales que nous venons d'exposer, il est aisé de comprendre toutes les combinaisons possibles, et de juger si un amétrope d'un degré donné peut voir ou non le fond de l'œil d'un autre amétrope et à quelle distance il doit se placer. D'ailleurs, quand on a trouvé les conditions nécessaires pour faire voir à un œil quelconque A le fond d'un autre œil quelconque B, la loi des foyers conjugués est encore là pour nous dire que dans les mêmes conditions B voit le fond de A, pourvu qu'il retourne le miroir ophthalmoscopique pour éclairer A. En effet, si A voit le fond de l'œil B, c'est que l'image de ce fond se forme sur sa rétine : que l'on remplace l'image par l'objet et l'objet par l'image, comme le permet la loi des foyers conjugués, et l'on comprendra qu'inversement un objet du fond de l'œil A doit former son image sur la rétine de B, c'est-à-dire que B voit également l'image droite de A.

DE L'EXAMEN A L'IMAGE RENVERSÉE.

Abordons maintenant une nouvelle question. Nous avons répété à plusieurs reprises que les rayons lumineux provenant du fond de l'œil myope sont convergents et se réunissent dans le *punctum remotum* de cet œil. Si cela est exact, il faut qu'une image du fond de l'œil se forme en avant de l'œil myope à la distance de son *punctum remotum*, et cela découle également de la loi des foyers conjugués, d'après laquelle on peut indifféremment remplacer l'objet par l'image et l'image par l'objet : puisqu'un objet placé à la distance du *punctum remotum* est vu nettement par l'œil myope, c'est-à-dire qu'il forme son image sur la rétine, il faut, *vice versâ*, qu'un objet du fond de l'œil myope forme son image en avant de celui-ci à la distance du *punctum remotum*. Cela est exact, et on peut s'en convaincre facilement. On n'a qu'à éclairer l'œil d'un myope de 10 dioptries par exemple, à une certaine distance, et on verra immédiatement l'image réelle de sa rétine se produire à 10 centimètres en avant de lui.

Un objet BA (fig. 9) qui se trouve à la distance du *punctum remotum* de l'œil M forme sur la rétine de ce dernier une image *ab*, et réciproquement un objet *ab* de la rétine forme son image en BA. L'image et l'objet sont, comme on le voit, renversés l'un par rapport à l'autre.

On peut également se rendre compte de ce fait en se servant de notre œil artificiel primitif, c'est-à-dire de la lentille convexe et de la flamme. Représentons l'état de myopie en éloignant la flamme, qui représente la rétine, au delà du foyer de la loupe. En nous éloignant

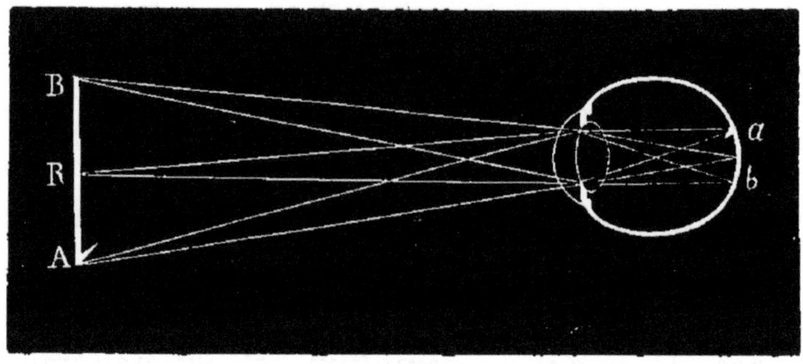

Fig. 9.

de la lentille, nous voyons de nouveau l'image de la flamme, mais cette image n'est pas la même que nous avons vue tout à l'heure à l'aide de la correction de la myopie; la preuve, c'est d'abord que nous la voyons seulement en nous plaçant à une certaine distance de l'œil examiné et non pas en nous rapprochant, et que, pour la voir, il nous faut un certain effort d'accommodation, précisément parce que cette image se trouve quelque part *dans l'air entre notre œil et l'œil examiné*. Ainsi, pour conserver notre exemple d'une myopie de 10 dioptries, si nous nous trouvons à 40 centimètres de l'œil examiné, l'image de ce dernier se produisant à 10 centimètres en avant de lui, se trouvera à 30 centimètres de notre œil, et pour la voir nettement, il nous faut le même effort d'accommodation que pour observer tout autre objet situé à une distance de 30 centimètres.

Nous n'avons qu'à mouvoir un écran entre notre propre œil et la lentille convexe de notre œil artificiel primitif et nous verrons parfaitement qu'arrivée à une certaine distance de la loupe, l'image de la flamme se produira sur l'écran.

L'image que nous avons obtenue précédemment de l'œil emmétrope, de l'hypermétrope et du myope corrigés ne pouvait pas être reçue sur un écran.

Servons-nous encore de la flamme et de la loupe. Plaçons la première dans le foyer ou en deçà du foyer de la lentille, ou corrigeons la myopie produite en éloignant la flamme au delà du foyer de la loupe. Nous verrons bien la flamme à travers la loupe, mais. n'importe où nous placerons un écran en avant de la loupe, il ne se produira nulle part une image de la flamme; c'est que l'image ophthalmoscopique de l'emmétrope ou de l'amétrope corrigé, telle que nous l'avons obtenue à l'aide du simple éclairage, est *virtuelle,* tandis que l'image du myope non corrigé se produit en avant de lui et est *réelle.*

Il faut, de plus, remarquer une autre différence capitale entre cette image réelle et l'image que nous avons vue auparavant, c'est que cette image réelle est *renversée*, tandis que l'autre était *droite.* On constate la même chose en examinant un œil myope à distance avec le simple miroir ophthalmoscopique. En faisant exécuter à ''œil examiné de légers mouvements, l'image du fond de l'œil ne suit pas ces mouvements, mais elle se déplace en sens inverse. Si l'on fait regarder le patient en haut, l'image descend; si on le fait regarder à gauche, l'image va à droite et *vice versâ*. De plus, en observant la papille et en se rappelant que les gros vaisseaux qui en sortent se dirigent en dehors, on remarquera que, dans l'image fournie par le myope, ces vaisseaux se dirigent, au contraire, en dedans et que, si l'on a observé tout d'abord à l'image droite un détail, par exemple une tache pigmentaire au bord supérieur de la papille, le bord supérieur se trouve en bas et le bord inférieur en haut dans l'image réelle. Tout cela prouve que cette image est en effet *renversée*.

Cela n'a rien d'étonnant. On n'a pas oublié, en effet, que toute image formée par un objet sur la rétine est renversée; donc, si l'on remplace l'image par l'objet (toujours suivant la loi des foyers conjugués), un objet de la rétine doit à son tour former une image renversée à l'endroit où se trouvait auparavant l'objet. Tout œil myope produit donc, à la distance de son *punctum remotum*, une image réelle et renversée de sa rétine.

On se demandera peut-être pourquoi l'œil emmétrope et l'œil hypermétrope ne forment pas d'image réelle dans leur *punctum remotum*? A cette question je répondrai que, pour qu'une image soit réelle, il faut qu'elle soit formée par la convergence des rayons, lumineux. Or, les rayons qui émanent de l'œil emmétrope étant parallèles, ne se réunissent nulle part et ne forment d'image nulle part dans l'air, et les rayons qui proviennent de l'œil hypermétrope se réunissent encore moins, puisqu'ils vont en divergeant.

En effet, en parlant du *punctum remotum* de l'œil hypermétrope, nous avons eu soin de remarquer que ce *punctum remotum* est *négatif*, c'est-à-dire qu'il n'existe pas en réalité, qu'il correspond seulement à la réunion des rayons provenant de l'œil hypermétrope et supposés prolongés en arrière, c'est-à-dire au point d'où ils paraissent émaner.

Ni l'œil emmétrope, ni l'œil hypermétrope ne produisent donc une image aérienne, parce que les rayons lumineux qui en émanent ne convergent pas, comme ceux de l'œil myope. Mais nous pouvons faire converger des rayons parallèles et des rayons divergents, à l'aide d'une lentille convexe; nous pouvons, pour ainsi dire, rendre myopes l'œil emmétrope et l'œil hypermétrope, en plaçant devant eux un verre convexe.

Plaçons, par exemple, devant l'œil *emmétrope* une lentille convexe de 10 dioptries. Quelle sera son influence sur les rayons émergents? Elle réunira les rayons parallèles qui proviennent de l'œil emmétrope dans son foyer qui est situé à 10 centimètres en avant d'elle, ou bien, ce qui revient au même, elle donnera

à l'œil emmétrope une myopie de 10 dioptries et un
punctum remotum situé à 10 centimètres en avant de
lui. En effet, notre emmétrope, dépourvu d'accommodation, lira avec ce verre de 10 dioptries de petits
caractères placés à 10 centimètres en avant de lui, il
sera adapté à cette courte distance aussi bien qu'un
myope l'est à la distance de son *punctum remotum;*
et inversement les objets de sa rétine produiront leurs
images renversées et réelles à cette même distance en
avant de la lentille.

Éclairons un œil emmétrope à l'aide du miroir
ophthalmoscopique et nous verrons l'image droite
à une distance quelconque sans effort d'accommodation. Plaçons maintenant devant cet œil une
lentille convexe, et éloignons-nous de l'œil, nous
verrons, avec un certain effort d'accommodation,

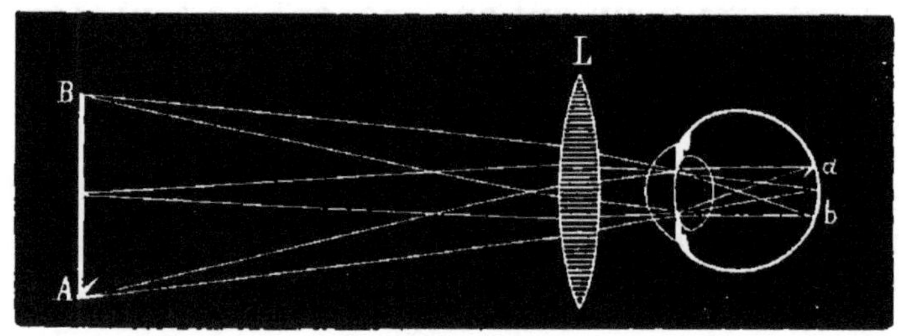

Fig. 10

une autre image, renversée, située en avant de l'œil
examiné.

Ainsi, dans la fig. 10 l'objet *ab* du fond de l'œil
emmétrope forme en AB, grâce à la lentille L, une

image renversée, comme inversement un objet AB formera son image en *ab* sur la rétine.

La même chose se produit pour l'œil *hypermétrope :* Si la lentille convexe est assez forte, elle rend convergents les rayons divergents de l'œil hypermétrope, et elle les réunit en une image renversée et réelle en avant de l'œil hypermétrope, non pas dans son foyer, mais un peu au delà, plus près de l'observateur, parce que les rayons provenant de l'œil hypermétrope ne sont pas parallèles, mais divergents.

Pour obtenir une image renversée du fond de l'œil emmétrope et de l'œil hypermétrope, nous avons donc besoin d'une lentille convexe, tandis que pour l'œil myope cette image se produit spontanément dans le *punctum remotum*, sans intervention de lentille. On examine, en effet, aisément des yeux atteints de myopie d'un degré élevé, je veux dire de 10 à 20 dioptries, avec le simple miroir, mais, pour des degrés plus faibles, cette méthode n'est pas très-pratique.

En effet, si nous avons devant nous un myope de 2 dioptries par exemple, il n'y a pas de doute que l'image renversée ne se produise à 50 centimètres en avant de lui; mais comment pouvons-nous éclairer un œil, à l'aide du miroir ophthalmoscopique, à une distance de plus de 80 centimètres? Car pour voir l'image renversée il faut se placer à peu près à 30 centimètres d'elle. Cela n'est pas pratique, parce que l'éclairage devient ainsi trop faible, et parce que le grossissement devient trop fort, de telle sorte que l'image d'un seul tronc de vaisseau peut remplir tout le champ pupillaire, et qu'ainsi on ne se rend plus bien compte de ce qu'on voit. Que faudra-t-il faire dans ce cas? On aura recours au même moyen que tout à l'heure pour l'emmétrope et pour l'hypermétrope. Puisque cette myopie est trop faible, on l'augmente par une lentille positive placée devant l'œil; puisque l'image renversée se produit trop loin de l'œil, on réunit les rayons provenant de l'œil myope plus près de lui, en augmentant leur convergence à l'aide d'un verre convexe. L'image renversée se produira, en effet, plus près de la lentille que dans l'emmétropie, c'est-à-dire en deçà de son foyer.

DE LA GRANDEUR DES IMAGES OPHTHALMOSCOPIQUES.

Revenons à notre œil artificiel primitif; il nous montrera encore plusieurs autres faits importants. Rendons cet œil emmétrope ou hypermétrope en rapprochant la flamme jusqu'au foyer de la loupe ou en deçà de celui-ci. On voit de nouveau l'image droite, mais en interposant entre son œil et la loupe, qui représente l'œil examiné, une lentille convexe, par exemple le n° 10, on voit se changer immédiatement l'image droite en une image renversée. En comparant de cette façon l'image droite et l'image renversée, une chose frappe immédiatement, c'est que la première est beaucoup plus grande que la seconde.

L'image droite de l'œil vivant peut être, en effet, si grande, qu'on ne puisse pas voir la papille tout entière dans le cadre de la pupille : on n'aperçoit souvent qu'un tronc de vaisseaux assez agrandi pour remplir toute l'ouverture pupillaire, tandis que l'image renversée peut être assez petite pour permettre de voir d'un seul coup d'œil non-seulement toute la papille du nerf optique, mais encore une assez grande partie de la rétine environnante.

De plus, si l'on produit l'image renversée en se servant successivement de différentes lentilles convexes, on trouvera que, dans tous les cas, l'image renversée obtenue à l'aide d'une lentille plus faible est plus grande que celle que donne une lentille plus forte et, de plus, qu'elle se forme à une distance plus grande de la lentille dans le premier que dans le second cas.

On verra encore que pour l'emmétropie l'image renversée, formée par la même lentille, a toujours la même grandeur, quelle que soit la distance qui la sépare de l'œil.

Par contre, la grandeur de l'image renversée de l'œil hypermétrope diminue, au fur et à mesure qu'on éloigne de lui la lentille qui produit cette image.

Au contraire, en éloignant la lentille de l'œil myope, on voit augmenter la grandeur de l'image renversée.

Si l'on compare entre elles les images renversées obtenues avec la même lentille, placée à la même distance de l'œil hypermétrope, de l'œil emmétrope et de l'œil myope, on remarquera que l'image renversée de l'œil hypermétrope est plus grande que celle de l'œil emmétrope, et celle de l'œil emmétrope plus grande que celle du myope. Voici donc trois faits très-importants établis :

1° *L'image droite du même œil est plus grande que l'image renversée obtenue à l'aide d'une lentille convexe forte;*

2° *La grandeur de l'image renversée est proportionnelle à la distance focale de la lentille convexe qui la produit* (inversement proportionnelle à sa force réfringente);

3° *L'image renversée de l'œil hypermétrope est,*

*toutes choses égales d'ailleurs, plus grande que celle
de l'emmétrope, et celle-ci est plus grande que celle
du myope.*

C'est là une série de faits très-importants ; cependant ces expériences ne nous donnent que des notions *relatives;* elles nous indiquent les relations qui existent entre la grandeur des différentes images ophthalmoscopiques, sans nous dire la moindre chose sur la grandeur *absolue* de l'image ophthalmoscopique, ni même sur le rapport qui existe entre elle et l'objet. C'est là une autre question, la question du grossissement des images ophthalmoscopiques.

Il importe de ne pas oublier que l'intérieur de l'œil examiné à l'ophthalmoscope ne se présente pas à nous dans les mêmes conditions qu'un objet placé dans l'air, par exemple comme le tympan, que nous observons à l'aide de l'otoscope; mais il faut se rappeler que nous l'observons à travers un système dioptrique, à savoir le système dioptrique de cet œil examiné, auquel nous ajoutons quelquefois même une lentille, soit pour corriger l'amétropie, soit pour produire l'image renversée.

Il va sans dire que, dans ces conditions, nous ne pouvons pas voir les objets du fond de l'œil dans leur grandeur naturelle. En effet, dans l'examen à l'image droite, le fond de l'œil se trouve pour ainsi dire au foyer ou près du foyer d'une loupe, et, comme tout objet vu dans ces conditions, il est grossi. Dans l'examen à l'image renversée, le fond de l'œil se trouve, comme

nous l'avons vu, au-delà du foyer de la loupe, puisqu'il produit une image renversée, et, pour les lentilles convexes dont on se sert généralement dans
l'ophthalmoscopie, cette image renversée, quoique
étant plus petite que l'image droite, est encore beaucoup plus grande que l'objet qui la produit.

Il n'est pas sans importance de déterminer le degré
de grossissement des images ophthalmoscopiques.
Que dirait-on d'un histologiste qui ne tiendrait pas
compte du grossissement auquel il examine ses
préparations microscopiques, et qu'est-ce que nous
devons penser de tous ces ophthalmologistes qui ne
se demandent jamais quelle est la grandeur réelle de
la partie du fond de l'œil qu'ils examinent à l'ophthalmoscope? Je le répète, cette question présente une
haute importance pratique, elle n'est pas seulement
intéressante au point de vue scientifique, car il n'est
pas indifférent de connaître la grandeur réelle d'un
corps étranger que l'ophthalmoscope nous révèle au
fond de l'œil. Tel néoplasme du fond ou de l'intérieur
de l'œil peut rester pour nous une énigme insoluble,
si nous ne nous rendons pas compte de sa grandeur
réelle; mais c'est surtout pour l'*orientation* qu'il est
important de réduire à sa grandeur réelle l'image
ophthalmoscopique.

En effet, il n'est pas inutile de savoir quelle
partie du fond de l'œil nous examinons, si telle ou telle
affection du fond de l'œil siége très-près ou très-loin
de la *macula*, à combien de millimètres de la papille se

trouve un corps étranger qui s'est logé dans les membranes du fond de l'œil et qu'on se hasarde à extraire. C'est diminuer considérablement les chances de cette opération délicate, qui cependant a quelquefois réussi, que de ne pas savoir profiter des indications précieuses que donne sur le siége du corps étranger la réduction de l'image ophthalmoscopique à sa grandeur réelle.

La question du grossissement des images ophthalmoscopiques n'est cependant pas très-facile à résoudre, et surtout elle ne saurait être résolue sans le secours des mathématiques ; et puisque, fidèle à notre programme, nous nous sommes abstenus jusqu'à présent de déductions mathématiques, nous ne nous en écarterons pas maintenant et nous ne sortirons pas du cadre de la pratique qui doit renfermer nos leçons. Je me permets seulement de renvoyer ceux de mes lecteurs qui s'intéresseraient à cette question, à ma monographie sur le grossissement des images ophthalmoscopiques et au chapitre correspondant publié dans le *Compendium d'ophthalmologie* de Wecker et Landolt. Je crois avoir traité d'une manière assez détaillée dans les endroits cités la question du grossissement, et je me bornerai ici à en donner les résultats définitifs :

Le grossissement de l'image droite dépend surtout de la distance à laquelle on projette cette image, en d'autres termes, de la distance à laquelle l'observateur croit voir cette image. Si cette *distance de projection*, comme je l'ai appelée, est de 30 centimètres, c'est-à-

dire si l'observateur reporte l'image droite à 30 centimètres en avant de lui, le grossissement de l'image
droite est de 20 fois.

*L'image renversée produite à l'aide d'une lentille
convexe de 20 dioptries (+ 1/2 ancien) placée à 47 millimètres en avant de la cornée est pour l'*EMMÉTROPIE
3,6 fois plus grande que son objet ; elle est plus GRANDE
*pour l'*HYPERMÉTROPIE, PLUS PETITE *pour la* MYOPIE, *et
cette différence augmente avec le degré de l'amétropie.*
Elle n'est cependant pas très-considérable ; ainsi
l'image renversée d'un hypermétrope de 7,9 dioptries
(ancien $\frac{1}{5}$) est 4,1 fois plus grande que l'objet ; pour
une myopie de 7,9 (ancien $\frac{1}{5}$) l'image est 3,1 fois
plus grande que son objet.

Le rapport de la grandeur de l'image renversée à
celle de l'image droite est donc, dans les conditions
mentionnées :

$$\text{Pour l'}emmétropie = 1 : 5,5$$
$$\text{pour une } hypermétropie \text{ de } 7,9\text{D} = 1 : 4,7$$
$$\text{pour une } myopie \text{ de } 7,9\text{D} = 1 : 7,1$$

Il s'ensuit que nous nous servirons de l'image renversée surtout pour avoir une vue d'ensemble de
l'état du fond de l'œil, tandis que l'image droite nous
donnera des notions beaucoup plus précises sur les
détails.

DÉTERMINATION DE LA RÉFRACTION

A L'AIDE DE L'OPHTHALMOSCOPE

La marche des rayons incidents, aussi bien que celle des rayons émergents de l'œil dépend, comme nous l'avons vu, de l'état de réfraction de ce dernier. Dans l'ophthalmoscopie, nous observons et la lumière incidente et la lumière émergente : la lumière incidente est celle qui éclaire l'œil, la lumière émergente est celle qui fournit les images ophthalmoscopiques. Or, la réfraction de l'œil influe sur la marche de la lumière que nous projetons dans l'œil aussi bien que sur les images ophthalmoscopiques, et cela de différentes manières. L'ophthalmoscopie doit, par conséquent, nous fournir non seulement *une seule* méthode, mais *plusieurs* méthodes pour déterminer l'état de réfraction de l'œil examiné.

En effet, on peut déterminer la réfraction de l'œil examiné déjà à l'aide de la lumière incidente ; on peut la déterminer encore à l'aide de la lentille nécessaire pour voir l'image droite, à l'aide du grossissement de l'image droite, à l'aide de la distance à laquelle se forme l'image renversée et enfin à l'aide du grossissement de cette dernière.

La plus simple et la plus pratique de toutes ces méthodes est cependant celle qui consiste à *chercher la lentille dont l'œil examinateur a besoin pour voir le fond de l'œil examiné à l'image droite.*

Après les considérations précédentes, cette méthode ne demande que très-peu d'explications. En effet, nous avons vu que l'œil examinateur étant emmétrope, la lentille qu'il lui faut pour voir l'image droite du fond d'un autre œil, dépend de la réfraction de ce dernier, et que le numéro du verre correspond au degré de l'amétropie de l'œil examiné.

Il faut cependant ne pas oublier une condition essentielle pour déterminer la réfraction : l'œil examiné aussi bien que l'œil examinateur doivent être dépourvus d'accommodation.

Si l'on fait l'examen ophthalmoscopique dans une chambre obscure et qu'on engage la personne examinée à regarder au loin, son accommodation se trouve presque toujours complétement relâchée. La preuve en est que le degré de réfraction déterminé à l'ophthalmoscope est presque, sans exception, moins élevé que celui qu'on a trouvé à l'aide de la détermination simultanée de l'acuité visuelle et de la réfraction, et qu'il correspond presque toujours à la réfraction déterminée après l'atropinisation.

Quant à l'observateur, il est indispensable qu'il s'habitue à relâcher son accommodation pendant l'examen ophthalmoscopique. Pour y arriver, l'emmétrope et l'hypermétrope feront bien de s'exercer à voir à travers des verres convexes des objets qui se trouvent au foyer de ces derniers, et d'apprendre à diriger les yeux parallèlement. On y arrive à l'aide d'un verre prismatique à sommet dirigé en dehors. Nous avons également trouvé un avantage à observer l'image renversée toujours à travers un verre convexe assez fort (+ 3 D), pour nous habituer à relâcher l'accommodation dans tout examen ophthalmoscopique. Ceux qui, malgré leurs efforts, ne parviendraient pas à se rendre maîtres de leur accommodation doivent déterminer jusqu'à quel point ils peuvent la relâcher, et se considérer alors comme des myopes dont le *punctum remotum* serait situé à la distance pour laquelle ils adaptent leur accommodation.

Enfin, il est très-important de savoir quel point du fond de l'œil on doit choisir comme objet pour la détermination de la réfraction. Il est évident que, dans la grande majorité des cas, il s'agit de la réfraction dans la ligne visuelle, en d'autres termes, de la réfraction correspondant à la *macula*. Mais la *macula* ne se prête pas très-facilement à cette détermination. D'une part il lui manque presque toujours des contours nets à l'aide desquels l'examinateur pourrait juger si son œil est bien adapté ou non; ensuite, la lumière de l'ophthalmoscope tombant directement sur la *macula*, éblouit l'œil à tel point que la pupille se rétrécit considérablement, ce qui gêne beaucoup l'examen; enfin, c'est dans la direction de l'axe optique que les reflets des surfaces réfringentes, cornée, surfaces antérieure et postérieure du cristallin, sont les plus gênants.

Un objet qui se prête beaucoup mieux à la détermination de la réfraction est la papille, avec ses contours bien circonscrits et parfois accentués par un bord pigmenté, avec ses vaisseaux qui se dessinent nettement sur le fond clair ; d'autre part, elle est insensible à la lumière, et le reflet cornéen se trouve un peu déplacé, parce qu'il ne se trouve plus sur la ligne visuelle de l'observateur, quand on observe la papille, en sorte qu'il le gêne moins. Il s'agit seulement de savoir si la réfraction correspondante à la papille est la même que celle qui correspond à la *macula*, c'est-à-dire si la papille et la *macula* sont au même niveau relativement au système dioptrique de l'œil. Une différence de quelques fractions de millimètre dans la longueur de l'œil suffit, en effet, pour produire des différences de réfraction considérables. Ordinairement on peut, sans grande erreur, admettre que la *macula* et le *bord externe* de la papille sont à la même hauteur ; ce n'est que dans le cas d'excavation ou de gonflement du nerf optique, et surtout dans le staphylome postérieur, qu'il faut déterminer la réfraction sur la *macula* même. Dans tout autre cas, il suffit de la déterminer au bord externe de la papille.

Il importe dans beaucoup de cas de déterminer la réfraction, non-seulement pour les parties centrales du fond de l'œil, mais aussi pour les parties périphériques. Nous avons constaté avec plusieurs observateurs que, dans le cas de myopie produite par un allongement de l'œil (myopie axile), la myopie est bien moins forte à la partie antérieure de l'œil qu'au pôle postérieur. Elle peut même se changer en emmétropie et en hypermétropie pour les régions périphériques.

Supposons maintenant un *examinateur emmétrope et dépourvu d'accommodation*. Lorsqu'il voit le fond d'un autre œil sans verre correcteur uniquement à l'aide de l'éclairage ophthalmoscopique, cet œil doit être *emmétrope :* si l'examinateur emmétrope voit le fond de l'œil examiné, c'est qu'une image nette du fond de celui-ci s'est formée sur la rétine de l'examinateur ; or, pour qu'une image se forme sur la rétine d'un œil emmétrope, il faut que les rayons lumineux soient parallèles, et des rayons parallèles ne peuvent provenir que d'un œil emmétrope.

Si, par contre, l'emmétrope voit l'image droite d'un autre œil à l'aide d'un verre *convexe* aussi bien ou même mieux que sans verre, il saura que l'œil examiné est *hypermétrope* : pour voir nettement, l'œil emmétrope a besoin de rayons lumineux parallèles; or, si des rayons sont parallèles après avoir traversé une lentille convexe, ils ont nécessairement été divergents avant d'arriver à la lentille, et cette divergence a été la même que s'ils provenaient du foyer de cette lentille. Or, ce n'est que de l'œil hypermétrope que les rayons lumineux émanent en divergeant.

L'œil examiné doit donc en effet être hypermétrope et son *punctum remotum* doit coïncider avec le verre correcteur convexe. Le degré de l'hypermétropie est donc évidemment donné par la lentille correctrice.

Si un emmétrope voit le fond de l'œil hypermétrope à l'aide du numéro 4 convexe, cela prouve que cet œil a eu besoin d'une augmentation de 4 dioptries de sa force réfringente pour devenir emmétrope, c'est-à-dire pour que les rayons lumineux qui en émanent soient parallèles. Il a donc été de 4 dioptries plus faible que l'emmétrope, son hypermétropie est de 4 dioptries.

Nous pouvons considérer la chose d'une autre manière encore : la lentille correctrice a rendu parallèles les rayons provenant de l'œil, hypermétrope : donc, ils étaient divergents, et, comme nous l'avons dit, le point de divergence se trouve au foyer de la lentille, lequel coïncide avec le *punctum remotum* de l'œil hypermétrope. Or, la distance focale de la lentille 4 D est de $\frac{100}{4} = 25$ centimètres. Le *punctum remotum* de l'œil examiné se trouve donc à 25 centimètres derrière la lentille. Si l'on tient la lentille à 1,5 centimètres de l'œil, le *punctum remotum* est donc situé à 23,5 centimètres derrière lui.

Ici se présente, comme on voit, la question de la distance qui sépare le verre correcteur de l'œil. Il est évident qu'il n'est pas indifférent de savoir où l'on placera la lentille correctrice. Si l'on se rapproche aussi près que possible de l'œil examiné, elle ne se trouve pas loin du foyer antérieur de celui-ci à 13 millimètres de la cornée. Elle doit donc avoir la même force que la lentille que nous aurions trouvée en déterminant la réfraction et l'acuité visuelle à l'aide des verres de lunettes et, de même que nous prenons, dans la méthode subjective, directement le numéro du verre correcteur comme expression du degré de l'amétropie, de même aussi nous n'aurons pas à faire intervenir une réduction dans la détermination ophthalmoscopique, lorsque nous plaçons le verre correcteur à peu près au même endroit.

Cela n'est nécessaire que dans le cas où le verre correcteur se trouve plus éloigné de l'œil examiné et surtout dans les degrés élevés d'amétropie, où une différence de quelques millimètres de la distance focale a déjà une influence considérable sur la force réfringente de la lentille. Dans ce cas, qu'on se rappelle seulement que le foyer du verre correcteur et le *punctum remotum* de l'œil examiné coïncident. Donc, pour trouver le degré réel de l'hypermétropie, il faudra retrancher de la distance focale du verre correcteur la distance qui le sépare de la cornée, ou, si l'on désire connaître le numéro des lunettes que le patient portera sur le nez à 13 millimètres de sa cornée, on retranchera de la distance focale du verre correcteur ophthalmoscopique la distance qui le sépare d'un point situé à 13 millimètres en avant de la cornée. Ainsi, supposons que l'on tienne l'ophthalmoscope à 25 millimètres de la cornée de l'œil observé, et qu'il faille, pour voir nettement l'image droite, le numéro convexe 8, dont la distance focale est de 125 millimètres. On dira : Le *punctum remotum* de cet œil hypermétrope est situé à 125 — 25 = 100 millimètres derrière la cornée, l'hypermétropie est donc en réalité de 10 D, et une lentille correctrice, placée à 13 millimètres en avant de la cornée, devra avoir une distance focale de 100 + 13 = 113 millimètres, ce qui correspond à environ 9 D.

Lorsque l'examinateur emmétrope a besoin d'une lentille concave pour voir le fond d'un œil, ce dernier est *myope :* les rayons lumineux rendus parallèles par la lentille concave ont dû être convergents avant d'arriver à la lentille, ils provenaient donc d'un œil myope et convergeaient vers le *punctum remotum* de cet œil. Le numéro du verre concave donne encore le degré de la myopie de ce dernier, pourvu qu'on ne le tienne pas trop éloigné de l'œil examiné.

Si l'on trouve qu'on ne voit nettement le fond d'un œil qu'avec le numéro 5, cet œil doit avoir une myopie de 5 dioptries. Son *punctum remotum* doit se trouver au foyer de la lentille concave, c'est-à-dire à 20 centimètres en avant de la lentille, ou à 20 + 1,5 = 21,5 centimètres en avant de l'œil. En effet, en s'éloignant avec le miroir ophthalmoscopique, on verra apparaître dans cet endroit l'image renversée de l'œil myope sans intervention d'aucun verre auxiliaire.

Si l'on tient l'ophthalmoscope à une plus grande distance de la cornée, par exemple encore à 25 millimètres, et qu'il faille le concave 8 D pour voir le fond de l'œil examiné, on dira : Le *punctum remotum* de cet œil se trouve à 125 millimètres en avant de la lentille, donc à 125 + 25 = 150 millimètres en avant de la cornée, et le degré réel de la myopie de l'œil examiné est $= \frac{100}{15} = 6, 5$ D. Le verre correcteur, placé à 13 millimètres de la cornée, doit avoir 150 — 13 = 137 millimètres de distance focale, donc 7 D de force réfringente.

Lorsque l'examinateur n'est pas emmétrope mais amétrope, le verre correcteur dont il a besoin pour voir l'image droite de l'œil examiné n'est évidemment plus l'expression de l'état de réfraction de l'œil examiné, parce qu'il ne rend pas parallèles les rayons lumineux qui proviennent de cet œil, mais qu'il les rend *convergents* ou *divergents*, suivant que l'examinateur est *hypermétrope* ou *myope*. Il faut donc soustraire de la lentille correctrice la partie qui sert à corriger l'œil examinateur. Ainsi, un *examinateur hypermétrope*, qui voit avec une lentille convexe, ne peut pas dire que l'œil examiné ait une hypermétropie égale au numéro du verre correcteur, parce qu'une partie de la force réfringente de cette lentille sert à corriger sa propre hypermétropie, et cette partie, il faut la soustraire du numéro de la lentille correctrice.

De même, pour un *examinateur myope* qui voit avec une lentille concave, une partie de la force réfringente de cette lentille, sinon toute cette force, sert à corriger sa propre amétropie et doit par conséquent être soustraite du numéro du verre correcteur.

Mais la détermination de la réfraction devient tout aussi simple pour l'examinateur amétrope que pour l'emmétrope, dès qu'il corrige son amétropie. En effet, plusieurs de nos confrères amétropes ont suivi avec avantage notre conseil de faire adapter dans le centre du miroir ophthalmoscopique la lentille correctrice de leur amétropie. De cette façon, ils étaient toujours emmétropes pendant l'examen ophthalmoscopique et les lentilles que contient l'ophthalmoscope leur servaient à déterminer la réfraction de l'œil examiné comme à un emmétrope. C'était au temps de l'ancien système des verres de lunettes, lorsqu'il n'était pas très-commode de soustraire la fraction qui représentait l'amétropie de l'examinateur de celle de la lentille correctrice. Mais actuellement, avec le nouveau système de numérotage des verres de lunettes, ce calcul est tellement simple qu'il serait superflu de faire placer la lentille correctrice dans l'ophthalmoscope.

Supposons un *examinateur hypermétrope* de 2 D, sa réfraction est donc de 2 dioptries plus faible que l'emmétropie. Du verre correcteur dont il a besoin pour voir le fond d'un œil examiné il faut toujours soustraire les deux dioptries positives qui servent à corriger sa propre hypermétropie. Ainsi, lorsque notre hypermétrope voit avec le convexe 5 dioptries le fond d'un œil examiné, celui-ci n'aura pas une hypermétropie de 5 dioptries, parce que 2 de ces 5 dioptries servent à corriger l'hypermétropie de l'examinateur. L'hypermétropie de l'œil examiné sera seulement de 5 — 2, soit 3 dioptries.

Si notre hypermétrope voit avec + 2 dioptries, l'œil examiné doit être emmétrope, parce que 2 — 2 = 0, ou bien parce que ces 2 dioptries rendent l'œil hypermétrope emmétrope en le corrigeant complétement, et que l'œil emmétrope voit le fond d'un autre œil emmétrope sans intervention de verre correcteur.

Si l'hypermétrope voit sans verre, l'œil examiné doit représenter un excès de réfraction égale au défaut de réfraction de l'œil examinateur. Dans notre exemple, l'œil examiné doit avoir une myopie de

2 dioptries. En effet, $0 - 2 = - 2$. — Le numéro
2 D serait donc le verre correcteur dont l'emmétrope
aurait besoin pour voir dans ce cas l'image droite, et
cette lentille est le verre correcteur d'une myopie de
2 dioptries.

Si l'œil hypermétrope a besoin d'une lentille
concave pour voir le fond d'un autre œil, cet
œil doit être plus myope encore que si l'hypermétrope voyait sans lentille. Supposons notre hypermétrope de 2 dioptries muni d'une lentille concave de
— 6 dioptries. Cette lentille augmente son déficit
de réfraction de 6 dioptries et le rend $= 8$ dioptries :
par conséquent, l'excès de réfraction de l'œil examiné
doit être $= 8$ dioptries.

En effet, notre calcul donne $- 6 + (- 2) =$
$- 8$ dioptries.

Prenons maintenant un *examinateur myope*. Son
œil est doué d'un excès de réfraction relativement
à l'œil emmétrope. La lentille correctrice sera donc
toujours plus faible qu'il ne le faut pour corriger
l'œil examiné. Le nombre de dioptries qui représen-
tent l'excès de réfraction de l'œil examinateur
myope vient donc s'ajouter au compte de l'œil
examiné. Si notre myope a une myopie de 5 dioptries et qu'il voit avec une lentille convexe de 1 dioptrie, l'œil examiné doit être fortement hypermétrope parce que la myopie de l'examinateur égale
déjà une lentille positive de 5 dioptries, à laquelle
vient s'ajouter encore 1 dioptrie du verre correcteur.

L'hypermétropie de l'œil examiné est donc de $5 + 1 = 6$ dioptries.

Si le myope de 5 dioptries voit sans verre, l'œil examiné est hypermétrope d'un degré égal à celui de la myopie de l'examinateur; dans notre cas, l'hypermétropie sera égale à 5 dioptries.

Lorsque le myope a besoin d'une lentille concave plus faible que sa myopie, l'œil examiné est encore hypermétrope, car bien qu'une partie de la myopie de l'œil examiné soit neutralisée par le verre concave, il lui reste néanmoins encore un excès de réfraction. Par exemple, si notre myope de 5 dioptries a besoin de — 3 dioptries pour voir le fond d'un œil à l'image droite, cet œil doit avoir une hypermétropie de $5 - 3 = 2$ dioptries.

Si le myope voit avec son verre correcteur, l'œil examiné est emmétrope, parce que le verre correcteur rend le myope emmétrope, en effet, $5 - 5 = 0$.

Et si la lentille concave dont le myope a besoin pour voir le fond d'un œil à l'image droite est plus forte que sa myopie, alors cet œil est myope lui-même, mais pas d'un degré égal au numéro de la lentille correctrice, parce qu'une partie de cette lentille sert à corriger la myopie de l'examinateur. Dans notre exemple, un œil dont l'examinateur myope voit la rétine à l'image droite avec — 8, a une myopie de $5 - 8 = -3$ dioptries, parce que sur les 8 dioptries, 5 servent à corriger la myopie de l'examinateur.

DÉTERMINATION DE L'ASTIGMATISME

A L'AIDE DE L'OPHTHALMOSCOPE.

Lorsque deux méridiens de l'œil ont une réfraction différente, chacun des deux méridiens donne lieu aux mêmes phénomènes ophthalmoscopiques qu'un œil doué d'un état correspondant de réfraction. L'image ophthalmoscopique diffère donc sous plusieurs rapports dans les deux méridiens inégaux. Si, par exemple, la réfraction de l'œil est plus forte dans le méridien vertical que dans le méridien horizontal, l'examinateur aura besoin d'une force réfringente positive moins forte pour voir les bords supérieur et inférieur de la papille à l'image droite, que pour voir les bords latéraux.

En même temps le grossissement de l'image droite sera plus considérable dans le sens vertical que dans le sens horizontal. La papille paraîtra, par exemple, relativement plus haute que large.

Le contraire a lieu pour l'image renversée, et, de même que le grossissement de l'image renversée est moins considérable pour la myopie que pour l'hypermétropie et moins considérable pour une hypermétropie faible que pour une hypermétropie forte, de même les objets vus à travers un méridien plus réfringent fournissent une image renversée plus petite que celle formée par un méridien moins réfringent. De plus, la grandeur de l'image renversée varie inégalement dans différents diamètres, suivant l'éloignement ou le rapprochement de la lentille convexe. En éloignant ou en rapprochant successivement la lentille convexe, la dimension de l'image renversée augmente et diminue plus rapidement dans le méridien le plus réfringent, et *vice versâ*.

Enfin, la distance qui sépare l'image renversée de la lentille sera plus grande pour l'image formée par le méridien le moins réfringent que pour celle du méridien le plus réfringent.

C'est encore un fait caractéristique de l'œil astigmate que les objets extérieurs forment sur sa rétine des images plus ou moins nettes suivant les différents méridiens. On peut s'en assurer directement par l'examen ophthalmoscopique.

Tous ces symptômes ophthalmoscopiques ont leur importance dans la détermination de l'*astigmatisme*.

La présence de l'*astigmatisme* se révèle déjà lorsqu'on considère simplement la netteté des différentes parties de l'image droite : si l'on voit, par exemple, nettement à la fois les bords supérieur et inférieur de la papille, ainsi que les vaisseaux rétiniens horizontaux, tandis que les bords latéraux et les vaisseaux verticaux paraissent confus, on peut admettre avec certitude la présence de l'astigmatisme. Lorsque ce phénomène change, c'est-à-dire que les contours verticaux deviennent nets, tandis que les horizontaux se confondent à la suite d'un effort d'accommodation ou par l'emploi d'un verre correcteur plus convexe ou moins concave, on sait que le méridien vertical possède alors une courbure plus forte que le méridien horizontal.

En effet, en observant les vaisseaux rétiniens d'un œil astigmate, vaisseaux qui se dirigent dans différentes directions, on se trouve dans les mêmes conditions qu'en regardant à travers un verre cylindrique une figure composée de lignes radiaires. Les lignes perpendiculaires au méridien pour lequel on est adapté paraissent nettes, les autres indistinctes, surtout celles qui sont parallèles au méridien corrigé. Quand on change son adaptation, le phénomène change également.

Si le fond de l'œil possédait un objet d'une forme constante, si, par exemple, la papille était circulaire, la forme seule de l'image droite suffirait pour faire le diagnostic de l'astigmatisme. La papille paraîtrait ovale à grand axe parallèle au méridien de la plus forte courbure.

Mais puisque la papille est déjà souvent ovale à l'état normal, et qu'aucune partie du fond de l'œil ne possède une forme constante, le diagnostic de l'astigmatisme n'est pas possible à l'aide du seul grossissement de l'image droite. Mais il en est autrement lorsqu'on compare le grossissement de l'image droite à celui de l'image renversée.

C'est ce principe qui nous fournit la méthode la plus sensible pour le diagnostic de l'astigmatisme :

Si l'on trouve, par exemple, que la forme de la papille, allongée verticalement dans l'image droite, devient plus arrondie ou même ovale à grand axe horizontal dans l'image renversée, on sait que les milieux dioptriques agissent plus fortement dans le méridien vertical que dans le méridien horizontal. En effet, une réfraction plus forte donne un grossissement plus considérable à l'image droite, un grossissement plus faible à l'image renversée. On peut également se servir comme point de repère d'autres objets du fond de l'œil, par exemple des vaisseaux rétiniens.

M. Javal a proposé, pour diagnostiquer rapidement l'astigmatisme, de se servir uniquement de l'image renversée, en faisant varier rapidement la distance de la lentille à l'œil, autant que cela peut se faire sans que le champ qu'on domine devienne plus petit que la papille. S'il y a astigmatisme, l'image de la papille se déforme pendant ce mouvement et affecte un allongement en sens inverse aux deux extrémités de la course de la lentille.

Dans toutes ces expériences, il est indispensable de tenir la lentille convexe exactement perpendiculaire à l'axe de l'œil observé, parce que la moindre inclinaison peut donner lieu à une difformité de l'image ophthalmoscopique, et, par conséquent, à un astigmatisme apparent.

Une méthode très-élégante pour diagnostiquer l'astigmatisme consiste à observer sur le fond de l'œil l'image d'un objet étoilé qu'on interpose entre la source lumineuse et le miroir de l'ophthalmoscope. Ainsi, en réunissant ensemble quatre fils de telle sorte qu'ils se croisent en un seul point en figurant une étoile, on peut observer sur le fond de l'œil l'ombre de cette figure. Si l'œil n'est pas astigmate, tous les rayons de l'étoile seront également nets, tandis qu'en cas d'astigmatisme les uns seront plus nets que les autres.

Je n'insisterai pas davantage sur les méthodes ophthalmoscopiques qui servent à déterminer le *degré* de l'astigmatisme, parce que nous avons rarement besoin de recourir à elles pour cette détermination. Mais je ne saurais trop recommander l'emploi de l'ophthalmoscope pour le *diagnostic* de l'astigmatisme, ce diagnostic étant facile à exécuter et de la plus haute importance pratique.

OBSERVATION DES OBJETS DU FOND DE L'ŒIL.

Maintenant que nous connaissons les conditions qui doivent être remplies pour voir le fond de l'œil, et même le grossissement sous lequel nous le voyons, nous avons à nous rendre compte de ce que nous devons observer sur le fond de l'œil.

Supposons des milieux réfringents de l'œil à examiner tout à fait transparents. Nous éclairons cet œil avec le miroir de l'ophthalmoscope à une certaine distance. Nous voyons simplement la pupille d'un rouge vif et uniforme, sans pouvoir distinguer des formes bien nettes, excepté dans le cas d'une myopie considérable où il se forme une image renversée devant l'œil. Ce rouge est la couleur du sang qui circule dans les vaisseaux de la rétine et surtout de la choroïde. En nous approchant autant que possible de l'œil examiné, et en mettant d'accord la réfraction de notre œil avec celle de l'œil examiné, nous verrons tout d'abord la *papille du nerf optique*, les *vaisseaux rétiniens* qui entrent et qui sortent par son centre et se distribuent dans la rétine.

Du côté externe du nerf optique, nous découvrirons la *macula lutea*.

La rétine, étant transparente à l'état normal laisse voir la *couche épithéliale pigmentée*, dont le ton foncé, mélangé avec le rouge des vaisseaux de la choroïde, produit la couleur fondamentale du fond de l'œil.

Lorsque le pigment est peu épais, comme chez les

individus d'un teint blond, on distingue encore parfaitement les gros vaisseaux de la couche vasculaire de la choroïde.

En examinant le fond de l'œil, nous dirigeons notre attention d'abord sur la *papille du nerf optique;* c'est en partant de celle-ci que nous nous orientons, c'est elle qui nous sert de point de repère pour la mensuration des objets du fond de l'œil, c'est elle qui, dans nombre de cas pathologiques, présente les altérations les plus caractéristiques.

Pour trouver. la papille il faut se rappeler que, chez l'homme, l'entrée du nerf optique dans l'œil se trouve à environ 15 degrés en dedans et à 3 degrés au-dessus du pôle postérieur du globe oculaire. Pour amener la papille dans la ligne visuelle de l'observateur, nous ferons donc diriger l'œil du patient légèrement en haut et du côté du nez.

En nous plaçant droit en face du malade, nous obtenons le plus sûrement cette position pour l'œil droit en le faisant regarder dans la direction de notre oreille droite, pour l'œil gauche, en le faisant regarder dans la direction de notre oreille gauche.

Avant que notre œil soit bien adapté de manière à distinguer nettement le fond de l'œil examiné, on y voit apparaître seulement un reflet blanc et diffus dans le champ rouge que nous voyons. Cette tache blanche est la papille, c'est sur elle que nous devons d'abord porter notre attention, car c'est elle qui sert à nous orienter.

La papille se présente sous la forme d'un disque (fig. 11) quelquefois circulaire, plus souvent oval,

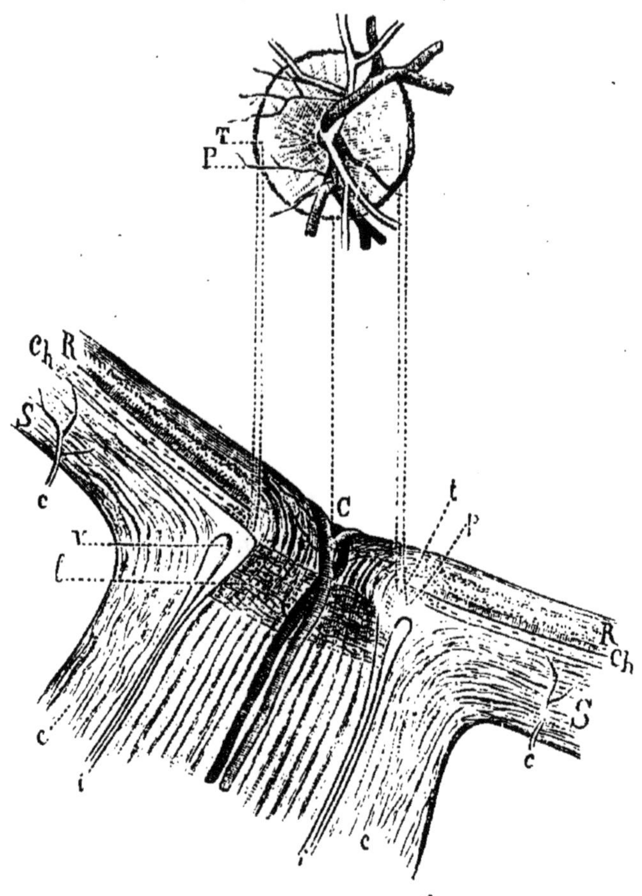

Fig. 11.

à grand axe vertical; exceptionnellement le diamètre horizontal est plus grand que le diamètre vertical.

Le contour de la papille n'est cependant jamais absolument régulier. La couleur est rose clair, souvent plus accusée dans la moitié interne que dans la partie externe qui est presque toujours plus claire. Un anneau blanc (*t*) entoure généralement la papille. On l'appelle *anneau sclérotical* ou tendineux, et celui-ci est limité, à son tour, par une ligne foncée brune ou noire, l'*anneau choroïdien* (*pp*).

Le centre de la papille est légèrement excavé, et forme une espèce d'entonnoir au fond duquel on voit les troncs des *vaisseaux centraux C*, l'artère et la veine, entrer dans l'œil. Chacun des deux vaisseaux se bifurque à peu près au niveau de la rétine. Ces vaisseaux se dessinent très-nettement sur le fond clair de la papille et se dirigent du côté externe de l'œil, en distribuant leurs ramifications dans toute l'étendue de la rétine.

Mais, avant de suivre les vaisseaux jusqu'à la périphérie du fond de l'œil, arrêtons-nous un instant aux parties que nous venons de mentionner pour nous rendre compte des dispositions anatomiques auxquelles elles doivent leur aspect caractéristique.

Le nerf optique est enveloppé de deux *gaînes* : la *gaîne interne* (*i i*), plus mince, qui lui adhère intimement et qui n'est autre chose que la continuation de la pie-mère ; la *gaîne externe* (*e e*), plus épaisse, correspond à la dure-mère.

Les deux gaînes sont séparées par l'espace qu'on a appelé l'*espace intervaginal*, et qui est en communication directe avec l'espace sous-arachnoïdien.

La gaîne interne donne naissance au tissu conjonctif

qui enveloppe les faisceaux nerveux du nerf optique. Au niveau du globe oculaire la gaîne externe s'épanouit en se séparant de plus en plus de la gaîne interne et forme la couche externe de la sclérotique (*S S*). La gaîne interne accompagne plus loin les fibres nerveuses et s'étale alors brusquement pour former la couche interne de la sclérotique. Une troisième partie de ce tissu adhère aux fibres optiques jusqu'au niveau de la choroïde (*Ch*).

De larges fibres transversales relient cette gaîne du nerf optique à la tunique adventice des vaisseaux centraux, et forment ainsi la *lame criblée* (*l*). A travers les mailles de celle-ci passent les fibres optiques. Ces dernières, qui jusqu'alors avaient chacune leur gaîne de myéline, ce qui leur donnait un aspect blanc et opaque, perdent cette gaîne en traversant la lame criblée et restent réduites à leurs cylindres-axes. Elles sont alors transparentes et s'étalent sur toute la rétine (*R R*) en formant sa couche interne, celle des fibres nerveuses.

Les fibres nerveuses qui se dirigent du côté interne de la rétine sont plus nombreuses que celles destinées à la partie externe, et elles forment une couche plus épaisse au bord de la papille. Toutefois, la couche nerveuse dépasse à peine le niveau de la rétine et elle est encore moins étendue du côté externe. C'est donc à tort que l'entrée du nerf optique dans l'œil porte le nom de papille, qui pourrait faire supposer une proéminence. Le nerf optique n'est proéminent que dans le cas

1.

de névrite avec gonflement de son extrémité oculaire.

A l'examen ophthalmoscopique nous voyons pour ainsi dire une section du nerf optique (fig. 11), et la papille se présente sous la forme d'un disque rond, parce que le nerf optique est rond, mais elle est plus souvent ovale que circulaire, parce que le nerf optique et la papille s'insérant de côté dans l'œil, nous le voyons plus ou moins obliquement et par conséquent apparemment raccourci dans son diamètre horizontal. Dans d'autres cas cette forme ovale tient à une irrégularité réelle du nerf ou à une irrégularité des milieux dioptriques, à l'astigmatisme, qui produit un grossissement plus considérable dans une direction que dans l'autre.

La couleur rose de la papille est un mélange du blanc du tissu conjonctif de la lame criblée et des gaînes des fibres nerveuses, du rouge du sang qui circule dans les capillaires et de la couleur des cylindres-axes qui, bien que tranparents, ont néanmoins une légère teinte verdâtre ou bleuâtre. Dans les conditions ordinaires nous découvrons dans la couleur de la papille beaucoup de jaune et d'orangé. Ce jaune est dû à la lumière artificielle par laquelle nous éclairons le fond de l'œil. En l'examinant au jour, à la lumière blanche du soleil, on ne voit presque plus de jaune dans les tons qui composent la couleur de la papille. Il est très-intéressant de faire l'examen ophthalmoscopique à la lumière du jour, et de se convaincre de la différence de coloration du fond de l'œil dans l'un et l'autre éclairage.

Comme preuve que le blanc de la papille est, en effet, dû au tissu conjonctif et le rouge à ses capillaires, je citerai l'atrophie du nerf optique caractérisée, au microscope par l'absence des vaisseaux, par la disparition des cylindre-axes et par l'hypertrophie du tissu conjonctif, et caractérisée d'autre part à l'ophthalmoscope par la couleur blanche pure et brillante de la papille.

La partie interne du nerf optique est, comme nous l'avons dit, plus riche en fibres nerveuses que la partie externe. Quelquefois on distingue, à un fort grossissement, dans la moitié externe de la papille de petites taches grisâtres. Elles se montrent surtout au commencement de l'atrophie du nerf optique et elles correspondent à des coupes de faisceaux nerveux autour desquels le tissu de la lame criblée forme comme des losanges et qui sont visibles, parce qu'elles ne sont couvertes que par peu de fibres nerveuses, soit que celles-ci soient physiologiquement moins épaisses ou plus transparentes, soit qu'elles aient disparu par suite d'un processus morbide.

Un facteur qui influe encore considérablement sur la couleur de la papille, c'est la coloration du fond de l'œil qui l'entoure. Si ce dernier est très-clair, comme chez les personnes blondes, la papille paraît plus rouge; si, au contraire, la choroïde est très-pigmentée et le fond de l'œil très-foncé, la papille paraît plus claire. Il faut bien se rendre compte de l'influence de ce contraste pour ne pas croire, dans le premier cas,

à un état congestif et dans le second, à un commencement d'atrophie du nerf optique.

L'anneau tendineux que l'on constate à l'ophthalmoscope correspond à la gaine interne du nerf optique
qui se prolonge jusque dans la choroïde. Il est d'autant
plus large que le trou optique de la choroïde est plus
grand, en d'autres termes qu'il est moins couvert par
le pigment de la choroïde.

C'est ce pigment qui entoure l'anneau tendineux en
couche assez épaisse et qui forme ainsi l'*anneau
pigmentaire* de la papille. Le pigment peut être
plus ou moins régulièrement distribué. Il peut
former un anneau complet ou bien seulement un
croissant, qui se trouve alors le plus souvent au côté
externe de la papille, et qui peut même manquer dans
les yeux pauvres en pigment.

Quant aux vaisseaux du nerf optique que nous
avons vus émerger du centre de la papille, ils se bifur-
quent quelquefois déjà dans la lame criblée. Alors nous
voyons deux troncs artériels et deux troncs veineux
provenir de la papille. Plus souvent, cette bifurcation
a lieu plus haut dans la papille même. Dans ce cas
nous voyons une petite partie du tronc commun des
vaisseaux avant sa bifurcation.

Un des deux rameaux principaux de l'artère et de
la veine se dirige en haut, l'autre en bas, pour se rendre ensuite du côté externe de la rétine en décrivant
un arc autour de la *macula*. Sur ce chemin les
vaisseaux donnent de nombreuses ramifications

qui se distribuent dans toute l'étendue de la rétine.

Aussi longtemps que les vaisseaux ont la même direction que le nerf optique, ils se présentent, comme celui-ci, sur une section. C'est pourquoi ils semblent plus foncés et parfois comme irrégulièrement dilatés. Dès qu'ils se distribuent dans le plan de la rétine, on distingue facilement l'artère de la veine. La première, ainsi que ses ramifications, est plus mince, plus claire, plus droite que les veines, qui paraissent plus foncées et plus larges, souvent plus ou moins sinueuses.

On remarque, en outre, sur les artères une ligne claire et luisante. C'est le reflet de la lumière de l'ophthalmoscope sur les parois tendues et cylindriques des artères. Ce reflet suit les mouvements du miroir ophthalmoscopique. Il est beaucoup moins marqué sur les veines, qui sont moins tendues, par conséquent plus aplaties.

Les veines offrent, par contre, souvent un autre phénomène caractéristique, la *pulsation*. On observe la pulsation des veines rétiniennes surtout dans les gros troncs (le plus près de la papille), jamais dans les petits. Elle consiste en une dilatation et un amincissement rhythmique du vaisseau, isochrones avec les contractions du cœur. Voici l'explication de ce phénomène :

Pendant la systole du cœur il y a diastole des artères qui se remplissent de sang. A ce moment la pression artérielle est évidemment augmentée. Cette augmentation de la tension se communique au corps vitré qui n'est pas compressible et qui se trouve enchassé dans une coque très-peu élastique, la sclérotique.

Ce sont donc les veines et, avant tout, celles qui opposent le moins de résistance, les gros troncs, qui ont à subir les conséquences de l'augmentation de la pression intraoculaire ; car plus le sang a parcouru de chemin, plus sa pression a diminué. Dès lors c'est au moment où elles sortent du globe de l'œil que la tension des veines rétiniennes est la plus faible. La diastole des artères est, par conséquent, accompagnée d'une compression des veines, compression qui se propage de la papille vers la périphérie de la rétine.

Cette compression s'exerçant surtout au point d'émergence des veines, rend cette partie de leur trajet comme filiforme, et y précipite le cours du sang vers le nerf optique.

Mais l'afflux du sang par les capillaires n'étant pas arrêté, les veines se remplissent de plus en plus de sang et leur tension augmente jusqu'à ce que l'obstacle qu'oppose l'augmentation de la pression intraoculaire à l'écoulement sanguin soit vaincu. Cela s'effectue d'autant plus vite que la tension du corps vitré diminue à l'approche de la systole des artères. La pulsation veineuse n'est donc pas une véritable pulsation, mais plutôt une dilatation passive. Ce phénomène se produit surtout lorsque nous augmentons artificiellement la pression intraoculaire en appuyant légèrement le doigt sur l'œil.

La pulsation des artères n'est pas visible à l'état normal. Elle le devient seulement quand la pression intraoculaire est considérablement augmentée, ce qui se produit, par exemple, lorsqu'on appuie plus fortement encore le doigt.

On observe une pulsation veineuse très-intense, accompagnée presque toujours de la pulsation artérielle, dans le *glaucome* qui, comme on le sait, est caractérisée par l'augmentation de la tension intraoculaire.

Un véritable pouls veineux produit par la régurgitation du sang accompagne l'*insuffisance de la valvule tricuspide*.

L'*insuffisance des valvules aortiques* et de la *mitrale* avec ou sans hypertrophie du ventricule gauche s'accuse par une pulsation spontanée des artères rétiniennes. Une pulsation spontanée très-forte des artères et des veines accompagne la *maladie de Basedow*.

La véritable pulsation, comme elle existe dans les cas mentionnés, diffère de la pulsation produite par l'augmentation de la pression intraoculaire (glaucome) surtout en ce que les contractions rhythmiques de l'artère dans le premier cas se transmettent sur toute l'étendue du tronc artériel, tandis que dans le glaucome les changements du diamètre des vaisseaux dépasse à peine la papille.

Après le nerf optique nous examinons la *rétine*. Elle est si transparente qu'on ne la voit pas ordinairement à l'état normal; ce n'est qu'à l'aide d'un éclairage faible qu'on distingue comme un voile grisâtre ou verdâtre ses parties les plus épaisses aux environs de

la papille et le long des gros vaisseaux. On distingue
parfois même, des stries très-fines qui correspondent
au parcours des fibres nerveuses.

La partie la plus importante de la rétine est évidemment la *macula*. Anatomiquement elle représente une
légère dépression de la rétine, d'une teinte rouge bru-
nâtre et à bords ovales. On la découvre assez aisément.

En effet la macula correspond au pôle postérieur de
l'œil, à l'endroit de la vision la plus distincte. On
n'aurait donc théoriquement qu'à engager le malade à
regarder dans le centre du miroir ophthalmoscopique
pour être sûr qu'on regarde dans la direction de la
macula. Mais ce procédé aurait beaucoup d'inconvénients :

D'abord le patient est bien plus ébloui en fixant le
miroir que lorsque la lumière tombe sur n'importe
quelle autre partie de la rétine, surtout sur la papille,
qui est insensible à la lumière. La pupille se contracte
donc vivement sous l'éclairage de la macula, et le
champ qu'on domine avec l'ophthalmoscope se rétrécit.
D'autre part, les reflets de la cornée et du cristallin deviennent très-gênants pour l'observateur, parce qu'ils
se trouvent juste sur le sommet des surfaces à travers
lesquelles on regarde.

On arrive plus facilement à voir la macula à l'image
renversée qu'à l'image droite. J'engage alors le patient non pas à regarder dans le reflet de la lampe
mais à fixer la moitié droite de mon front dans l'examen de l'œil droit, la moitié gauche dans l'examen

de l'œil gauche. Puis je place la lentille convexe
de façon à voir, à travers son centre, le bord externe de la papille. En déplaçant alors légèrement la lentille du côté externe, l'image de la macula
suit ce mouvement, et je parviens à la voir sans qu'elle
soit couverte par les reflets cornéens, parce que ceux-
ci se déplacent en sens inverse du mouvement de la
lentille.

La macula peut se présenter à l'état normal sous
différents aspects. Généralement elle forme un ovale
à grand axe horizontal. Cet ovale est entouré d'une ligne claire, quelquefois luisante, qui correspond pro-
bablement au reflet que subit la lumière au bord de
l'excavation de la macula. Le fond de celle-ci est mat
et d'un rouge beaucoup plus foncé que celui du fond
de l'œil. Dans certains cas il est même brun ou gris
foncé. Au centre de la macula, qui correspond à la
fosse centrale, se trouve un point d'un rouge très-
foncé, voire même tout à fait noir. C'est surtout dans
les yeux des jeunes individus et dont le fond de l'œil
est très-pigmenté qu'on voit la macula sous cette
forme caractéristique. Quelquefois la ligne claire
dont nous avons parlé tout à l'heure ne décrit pas un
ovale complet, et la macula est plus claire, toutefois le
point foncé du centre ne fait presque jamais défaut.
Dans d'autres cas, on ne voit que des traces de cette
image, et la macula ne se distingue que par l'absence
de vaisseaux rétiniens.

Il ne faut jamais négliger d'examiner attentivement

la macula. Elle est très-souvent le siége d'affections diverses, d'hypertrophie ou d'atrophie du pigment, d'exsudations, d'hémorrhagies, etc., qui altèrent considérablement la vision et qui échappent à ceux qui limitent leur examen ophthalmoscopique à la papille du nerf optique.

Après l'exploration de la papille et de la macula, nous dirigerons notre attention sur *le fond de l'œil qui les entoure*. Nous avons déjà dit que celui-ci présente en général une couleur rouge plus ou moins foncée, plus ou moins uniforme.

Cette coloration est due en partie à la couche de *l'épithélium pigmenté de la rétine*, en partie à la *couche vasculaire de la choroïde*. En effet, derrière la partie transparente de la rétine se trouve une couche mince, formée par des cellules hexagonales assez régulières et remplies de pigment C'est cette couche pigmentaire de la rétine qui donne au fond de l'œil son aspect plus ou moins foncé et granuleux.

Derrière la couche épithéliale de la rétine se trouve la *choroïde*. C'est, comme on le sait, la membrane vasculaire de l'œil. Son stroma est pigmenté, et on y distingue aisément une couche capillaire plus rapprochée de la rétine et une couche profonde qui contient les gros vaisseaux.

Ce sont les vaisseaux de la choroïde surtout, qui donnent au fond de l'œil sa couleur rouge, tempérée par le ton brun noirâtre des cellules pigmentaires. Plus ces dernières sont riches en pigment, plus elles

couvrent les couches vasculaires et plus le fond de
l'œil est foncé, comme chez les races et les individus
fortement pigmentés.

Si, au contraire les cellules sont rares en pigment,
comme chez les individus blonds, alors la couleur
rouge domine, elle peut même devenir rouge clair et
dans ces cas on voit parfaitement, çà et là, les vaisseaux capillaires à travers le brun granulé de la couche
pigmentaire. Les albinos enfin, auxquels manque
toute pigmentation, sont très-appropriés à l'étude du
système vasculaire de l'œil. On distingue chez eux
parfaitement les artères et les veines de la rétine,
les capillaires et les gros vaisseaux de la choroïde.
Nous rappellerons ici en passant que c'est grâce au
grossissement produit par les milieux dioptriques de
l'œil que nous distinguons les vaisseaux capillaires.
Ils ne sont pas visibles à l'œil nu.

Nous examinons le fond de l'œil à partir de son
centre dans toutes les directions jusqu'aux extrêmes
limites d'où nous puissions obtenir encore de la lumière. Nous y parvenons, soit en faisant regarder dans
ces directions le sujet examiné, soit en changeant nous-
mêmes de position, mieux encore en combinant les
deux méthodes.

Comme beaucoup d'affections des plus importantes
commencent à la périphérié des membranes du fond
de l'œil, il est très-important d'explorer l'œil dans
toute son étendue. Il devient ainsi possible de dia-

gnostiquer et de prévenir ces affections dès leur début et avant même que d'autres symptômes les révèlent. Ainsi la rétinite pigmentaire et la choroïdite disséminée se manifestent tout d'abord dans la plupart des cas, aux parties périphériques du fond de l'œil. Le décollement de la rétine, des hémorrhagies ou des exsudations séreuses, les corps étrangers pénétrés dans l'intérieur de l'œil, se voient plus fréquemment dans les parties périphériques qu'au centre du fond de l'œil.

Seulement il faut toujours se rendre compte de l'endroit de la rétine ou du globe oculaire qui correspond à la partie examinée. Cela n'est pas toujours facile lorsqu'on se rapproche de la périphérie. Il n'y a plus d'objet qui serve de point de repère, les vaisseaux se distribuent d'une façon assez irrégulière, et il ne nous reste, pour nous orienter, que deux choses : 1° la direction dans laquelle nous regardons dans l'œil examiné; 2° l'estimation de la distance qui sépare le point examiné de la papille.

On se rend assez bien compte de la direction dans laquelle on regarde dans l'œil, quand on examine avec un ophthalmoscope simple, tandis que les ophthalmoscopes munis d'un tube couvrent l'œil examiné de telle sorte qu'on ne sait jamais dans quelle direction regarde l'œil observé.

Pour l'estimation de la distance qui sépare le point examiné de la papille, on prend cette dernière comme point de repère et on dit, par exemple : Une hémorrhagie rétinienne se trouve à deux diamètres de la papille du bord interne de celle-ci, etc.

En négligeant d'estimer cette distance, on pourrait se tromper gravement sur la situation réelle du point examiné, erreur qui pourrait avoir des suites très-fâcheuses. Tels sont les cas où il s'agit d'aller à la recherche d'un corps étranger pénétré dans l'œil, ou bien de déterminer si une partie donnée de la rétine a produit un scotome qu'on a constaté au périmètre.

DES DIFFÉRENTES FORMES

DE L'OPHTHALMOSCOPE.

Nous avons vu que la partie essentielle de l'ophthalmoscope est le miroir demi-transparent ou percé
d'un trou, que l'examen à l'image droite exige un
certain nombre de lentilles correctrices pour adapter
notre œil à l'œil examiné, et que, pour produire
l'image renversée, il nous faut, dans la plupart des cas,
une forte lentille convexe. Un ophthalmoscope complet
doit donc se composer d'*un miroir*, de *lentilles correctrices* et de *quelques fortes lentilles convexes*. Occu-
pons-nous maintenant des différentes formes qu'on a
données à ces trois parties de l'instrument, et des
différentes méthodes suivant lesquelles ou les a com-
binées.

Toutes les formes de miroirs ont été utilisées
en ophthalmoscopie, le miroir plan, le miroir concave, le miroir convexe, le miroir prismatique et
les miroirs qu'on obtient par l'étamage d'une surface
de lentille ou de ménisque. On a fabriqué des miroirs plans en verre demi-transparent, demi-réflé-
chissant; on a utilisé pour cela, comme pour les
miroirs concaves et convexes, du verre étamé, dépourvu d'étamage au centre ou percé d'un petit trou;
ou enfin, on les a fabriqués en métal poli et percé d'un

trou central. Toutes ces espèces de miroirs peuvent être employées avec avantage.

Helmholtz, dans son ophthalmoscope, se servait comme miroir de plusieurs lames de verre planes, transparentes et superposées. En les inclinant sous un certain angle vers la source lumineuse, il obtenait de la lumière polarisée et diminuait ainsi considérablement les reflets qui se produisent sur la cornée et le cristallin de l'œil examiné. Ce premier ophthalmoscope était déjà muni de cinq lentilles correctrices, qui, montées dans un disque excentrique par rapport à l'axe de l'instrument, pouvaient être placées successivement derrière le miroir et devant l'œil de l'observateur. C'est ce disque, que l'on appelle, du nom de son constructeur, *disque de Recoss*, qui sert encore aujourd'hui pour recevoir les lentilles correctrices.

On a généralement abandonné le système des lames de verre superposées comme réflecteur, parce que la pratique a démontré qu'on arrive, avec un certain exercice, à faire passer à côté de la ligne visuelle les reflets de l'œil examiné et à en faire abstraction dans l'examen ophthalmoscopique. Mais le *miroir plan* est néanmoins resté le meilleur pour beaucoup d'explorations ophthalmoscopiques. Seulement on préfère aux lames de verre transparentes le miroir plan étamé ou métallique, parce qu'il est moins lourd et donne un peu plus de lumière que les lames de verre non étamées et superposées. L'éclairage qu'on obtient à l'aide d'une lampe à huile et du miroir plan est beaucoup plus doux que la lumière réfléchie par le miroir concave. On se sert donc du miroir plan toutes les fois que l'œil examiné est très-sensible à la lumière, et surtout pour l'examen à l'image droite. On a ainsi le grand avantage de ne pas avoir de rétrécissement de la pupille et en conséquence le champ qu'on domine est plus vaste. Le miroir plan est, en effet, indispensable dans tout ophthalmoscope complet.

Quant au trou du miroir, il faut qu'il ne soit pas trop étroit, parce que dans ce cas il agirait comme trou sténopéique et empêcherait la détermination exacte de la réfraction du sujet examiné. Il ne faut cependant pas non plus que l'ouverture du miroir occupe une trop grande étendue de la surface réfléchissante, parce qu'il intercepte alors une trop grande partie de a lumière et diminue trop l'éclairage. Il doit avoir au moins trois millimètres de diamètre, mais il peut sans inconvénient en avoir quatre.

Les *miroirs convexes* n'ont jamais servi seuls dans l'ophthalmoscopie. On les a, comme quelquefois aussi le miroir plan, combinés avec une lentille convexe qui concentre la lumière sur le miroir et en augmente ainsi l'éclairage.

Le seul représentant de l'emploi du miroir convexe en ophthalmoscopie est l'ophthalmoscope de Zehender. Cet ophthalmoscope consiste en un miroir convexe de 16 centimètres de rayon de courbure percé, au centre, d'un trou en forme d'entonnoir. Des

deux côtés du miroir sont adaptés deux bras flexibles,
dont l'un est destiné à recevoir les verres correcteurs
tandis que l'autre porte une lentille convexe de 13
dioptries, à peu près du même diamètre que le miroir.

L'examinateur donne à cette lentille une inclinaison telle qu'elle concentre sur le miroir la lumière
d'une lampe placée à côté du malade. Suivant que
cette lampe se trouve à droite ou à gauche du malade,
on peut assujettir le manche de l'instrument à l'une
ou à l'autre extrémité du miroir, de manière à ce
que la lentille convexe se trouve toujours du côté de
la lumière.

MM. Coccius et Follin ont combiné d'une façon
analogue le miroir plan avec une lentille convexe.

Ces deux modes d'éclairage ne sont cependant plus
très-usités, attendu que nous avons un moyen bien
plus simple pour augmenter l'éclairage dans les cas
où le miroir plan ne suffit pas. Ce moyen, c'est le
miroir concave.

Le miroir concave éclaire plus que le miroir plan,
parce qu'il concentre la lumière : il est en effet le
plus usité. On lui donne de préférence une distance
focale d'environ vingt centimètres et un diamètre de
vingt-cinq à trente millimètres. Il est tout à fait inutile
de dépasser ce diamètre. Le verre et le métal poli servent indifféremment à sa construction. Nous recom-
mandons cependant de percer toujours un trou, de
noircir ses bords, et de ne pas se contenter d'enlever
simplement l'étamage. Car dans ce dernier cas il se

produit des reflets sur la surface postérieure de la partie dépourvue d'étamage.

On fait bien de monter le miroir de l'ophthalmoscope sur un *manche long* qui rend l'instrument beaucoup plus maniable, et de ne pas le tenir simplement dans la main ou à l'aide d'un manche court.

Quant aux *lentilles correctrices*, nous avons dit que le disque de Recoss, employé déjà par Helmholtz, est resté, jusqu'à nos jours, la forme la plus usitée qu'on emploie. Le disque de Recoss a, en effet, le grand avantage de changer très-rapidement les verres correcteurs. Cependant il a aussi un inconvénient, c'est que, le disque se trouvant généralement appliqué parallèlement au miroir, les verres ont ainsi la direction oblique qu'on donne au miroir pour réfléchir la lumière dans l'œil examiné, et, en regardant ainsi obliquement à travers la lentille, celle-ci agit comme un verre cylindrique. C'est là un reproche qu'on a souvent répété, mais j'ai trouvé jusqu'à présent que l'erreur résultant de la position oblique du verre correcteur est tout à fait négligeable. Il faut seulement prendre la précaution de ne pas placer la lampe tout à fait à côté du malade, mais un peu en arrière de lui, de manière qu'on n'ait pas besoin d'incliner trop le miroir.

Ce qu'il y avait à reprocher au premier disque de Recoss et à un grand nombre de ceux qu'on a construits depuis, c'est de ne pas contenir assez de lentilles correctrices. Bien qu'avec six numéros différents on arrive à peu près dans tous les cas, l'accommodation aidant, à voir l'image droite, on se prive néanmoins de l'un des plus grands avantages de l'ophthalmoscopie, de la détermination de la réfraction.

C'est pour cela qu'on a augmenté considérablement le diamètre du disque de Recoss et diminué par contre celui des verres correcteurs, de sorte qu'on est arrivé à placer 25 verres dans un disque de trente et un millimètres de diamètre. Mais l'inconvénient est alors que le grand disque rend l'instrument lourd et que les petites lentilles sont très-difficiles à nettoyer ; et encore le nombre de 12 lentilles concaves et de 12 convexes n'est-il pas suffisant.

Pour prévenir ces inconvénients M. Loring a ajouté à son ophthalmoscope trois disques qui peuvent y être introduits successivement, et son instrument a long-temps été le plus parfait des ophthalmoscopes. Cependant le remplacement des disques n'est pas très-commode ; il fait perdre du temps ; et depuis que l'introduction du système métrique a rendu la combinaison des lentilles très-facile, nous avons recours, pour augmenter le nombre des verres correcteurs, à un procédé bien plus simple : nous superposons deux disques dont chacun contient un certain nombre de lentilles. Ces deux disques peuvent se mouvoir indépendamment l'un de l'autre et permettent ainsi de combiner entre elles toutes les lentilles qu'ils contiennent.

De cette façon on obtient sur un espace restreint

un très-grand nombre de numéros de lentilles.

Quant aux *lentilles convexes*, qui servent à produire l'image renversée, on fait bien d'en avoir toujours au moins deux, l'une, n° 15 D., pour un grossissement plus faible, l'autre, n° 10 D., pour un grossissement plus fort.

Le miroir concave a été introduit dans la pratique par M. E. Jaeger, de Vienne. L'ophthalmoscope de M. Jaeger consiste en un tube cylindrique très-court, coupé obliquement à l'une de ses extrémités suivant un angle de 60°. Cette extrémité est dirigée vers le malade et porte un miroir concave ou un miroir plan, tandis que le côté opposé, tourné vers l'examinateur, reçoit les verres correcteurs. L'avantage de cette forme d'ophthalmoscope est de permettre d'incliner le miroir indépendamment des verres correcteurs, de sorte que l'examinateur regarde toujours à travers ces derniers dans la direction de leur axe et évite ainsi l'astigmatisme apparent qui pourrait résulter de leur inclinaison. L'influence de l'inclinaison des verres correcteurs n'est d'ailleurs pas très-grande, quand on prend les précautions que nous avons indiquées plus haut.

D'autre part, l'ophthalmoscope de M. Jaeger ne permet pas de se rapprocher aussi près de l'œil examiné qu'on peut le faire à l'aide des ophthalmoscopes ordinaires.

Dans ces derniers temps, un des élèves de M. Jaeger, le professeur Schnabe, à Innspruck, a combiné avec l'ophthalmoscope Jaeger plusieurs disques contenant des verres correct·urs et pouvant être introduits successivement dans l'instrument, comme cela se fait dans l'ophthalmoscope de M. Loring. Il a en outre ajouté à l'ophthalmoscope le miroir primitif de Helmholtz, consistant en deux lames de verre transparentes.

M. Liebreich, dont l'instrument est un des spécimens les plus connus, de l'application du miroir concave à l'ophthalmoscopie, a voulu le rendre propre à la démonstration. Pour cela, il a supprimé le manche destiné à tenir le miroir et a réuni, dans un tube noirci à l'intérieur, le miroir et la lentille qui sert à produire l'image renversée. Le tout est supporté par un pied qui peut rendre fixe l'instrument une fois adapté. Cet ophthalmoscope comprend en outre une mentonnière où vient s'appuyer la tête du sujet examiné ; de plus, un bras flexible porte une petite bille d'ivoire qui sert de point de fixation pour diriger l'œil en expérience.

M. Galezowski a cherché à utiliser cet instrument dans la pratique en supprimant les pièces accessoires et en conservant seulement le tube, qu'on tient à la main. L'utilité de ces ophthalmoscopes pour la démonstration est très-problématique, et leur application à la pratique est encore moins recommandable, parce qu'on se prive des immenses avantages de l'examen à l'image droite (grossissement considérable et détermination de la réfraction) ; de plus, on ne sait jamais dans quelle direction regarde l'œil examiné.

Il serait oiseux d'énumérer les noms de tous ceux qui ont utilisé le miroir concave pour la construction d'ophthalmoscopes plus ou moins variés. Depuis son introduction dans la pratique l'ophthalmoscope à miroir concave a subi une foule de petites variations de forme. On a diminué le miroir, on l'a augmenté outre mesure ; on a complétement supprimé le manche, ou on l'a remplacé par le couvercle d'une boîte qui renferme en un seul axe miroir et lentilles correctrices (Monoyer), ou encore par une petite anse, etc., etc.

Je me permettrai de présenter comme spécimen d'ophthalmoscope celui que j'ai fait construire et qui réunit en lui toutes les conditions que j'ai exposées comme étant les meilleures pour la pratique.

Voici donc mon ophthalmoscope :

Le miroir est concave ; il a une distance focale de vingt centimètres et un diamètre de vingt-huit millimètres. Il est percé d'un trou central d'au moins trois millimètres de diamètre ; son manche est long d'environ douze centimètres, ce qui rend l'instrument très-maniable.

Pour la détermination de la réfraction, cet ophthalmoscope contient deux disques de la grandeur indiquée par les figures 12 A et B. Ils sont superposés dans l'instrument et tournent autour du même centre.

Le disque A contient six lentilles métriques con-

vexes (les n^{os} $+ 0,5$; 1 ; 1,5 ; 2 ; 2,5 ; 3) et une ouverture vide.

Le disque B contient deux lentilles convexes ($+ 3,5$

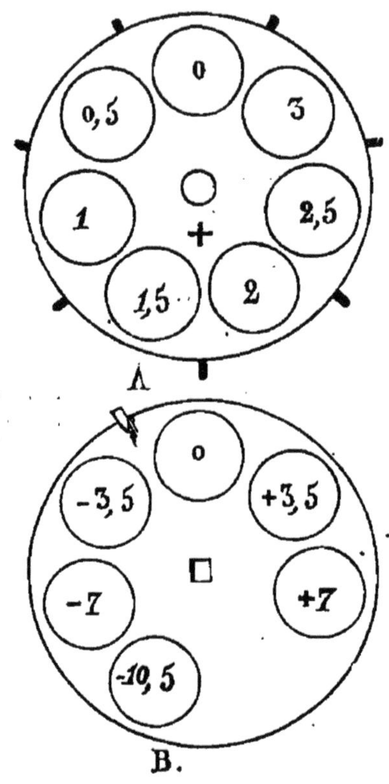

Fig. 12.

et $+ 7$), trois lentilles concaves ($- 3,5$; $— 7$; $— 10,5$)
et une ouverture vide.

En faisant tourner les deux disques autour de leur
centre, on peut amener toutes les lentilles indiquées,

suivant toutes les combinaisons possibles, derrière
l'ouverture du miroir ophthalmoscopique :

En plaçant derrière le centre du miroir l'ouverture
vide du disque B, et en faisant tourner le disque A,
on voit passer devant l'ouverture les numéros convexes.

$$
\begin{aligned}
&0 \\
+\ &0,5 \\
+\ &1 \\
+\ &1,5 \\
+\ &2 \\
+\ &2,5 \\
+\ &3
\end{aligned}
$$

A ce moment, nous plaçons le n° + 3,5 du disque B
dans le centre de l'instrument, et, en faisant faire au
disque A un second tour, nous obtenons les combinaisons suivantes :

$$
\begin{aligned}
0 &+ 3,5 = 3,5 \\
0,5 &+ 3,5 = 4 \\
1 &+ 3,5 = 4,5 \\
1,5 &+ 3,5 = 5 \\
2 &+ 3,5 = 5,5 \\
2,5 &+ 3,5 = 6 \\
3 &+ 3,5 = 6,5
\end{aligned}
$$

En plaçant le n° + 7 de B au centre, et en conti-
nuant de faire tourner A, nous produisons :

$$
\begin{aligned}
0 &+ 7 = 7 \\
0,5 &+ 7 = 7,5
\end{aligned}
$$

$$1 \quad + 7 = 8$$
$$1,5 + 7 = 8,5$$
$$2 \quad + 7 = 9$$
$$2,5 + 7 = 9,5$$
$$3 \quad + 7 = 10$$

Nous avons donc obtenu, outre zéro, une série de 20 numéros convexes (de 0,5 à 10 D, ce qui correspond à peu près aux nᵒˢ 80 à 4 de l'ancien système), tous séparés par le même intervalle d'une demi-dioptrie.

Pour obtenir des verres concaves, nous plaçons la lentille — 3,5 du disque B au centre, et, en faisant tourner devant elle le disque A, nous obtenons :

$$3 \quad - 3,5 = - 0,5$$
$$2,5 - 3,5 = - 1$$
$$2 \quad - 3,5 = - 1,5$$
$$1,5 - 3,5 = - 2$$
$$1 \quad - 3,5 = - 2,5$$
$$0,5 - 3,5 = - 3$$
$$0 \quad - 3,5 = - 3,5$$

La combinaison des lentilles du disque A avec le nᵒ — 7 du disque B, donne :

$$3 \quad - 7 \quad = - 4$$
$$2,5 - 7 \quad = - 4,5$$
$$2 \quad - 7 \quad = - 5$$
$$1,5 - 7 \quad = - 5,5$$
$$1 \quad - 7 \quad = - 6$$
$$0,5 - 7 \quad = - 6,5$$

$$0 - 7 = -7$$

Enfin le n° — 10,5 du disque B combiné avec les lentilles du disque A, donne les numéros suivants :

$$3 \quad - 10,5 = - 7,5$$
$$2,5 - 10,5 = - 8$$
$$2 \quad - 10,5 = - 8,5$$
$$1,5 - 10,5 = - 9$$
$$1 \quad - 10,5 = - 9,5$$
$$0,5 - 10,5 = - 10$$
$$0 \quad - 10,5 = - 10,5$$

Nous obtenons donc une deuxième série de 21 numéros concaves de 0,5 à 10,5 (80 à $3\frac{3}{4}$ de l'ancien système) séparés également par un intervalle régulier de 0,5 D.

Notre ophthalmoscope nous fournit donc 42 différents numéros de dioptries, sans que nous ayons besoin de remplacer les disques, comme dans l'ophthalmoscope Loring, et tout en ayant des verres plus grands et un disque plus petit que dans tout autre ophthalmoscope à réfraction. En effet, nous avons choisi des lentilles dont le diamètre est de 1 centimètre. Cela permet d'abord de les nettoyer plus facilement, mais surtout de se servir de l'instrument pour la détermination simultanée de la réfraction et de l'acuité visuelle. On enlève simplement le miroir, et l'instrument devient, dans la main du malade, un optomètre avec lequel il détermine le numéro des

verres de lunettes qu'il lui faut, tout aussi bien qu'à
l'aide des verres de nos boîtes d'essai.

Un mécanisme approprié fait apparaître toujours,
au-dessous des lentilles, le numéro résultant de leur

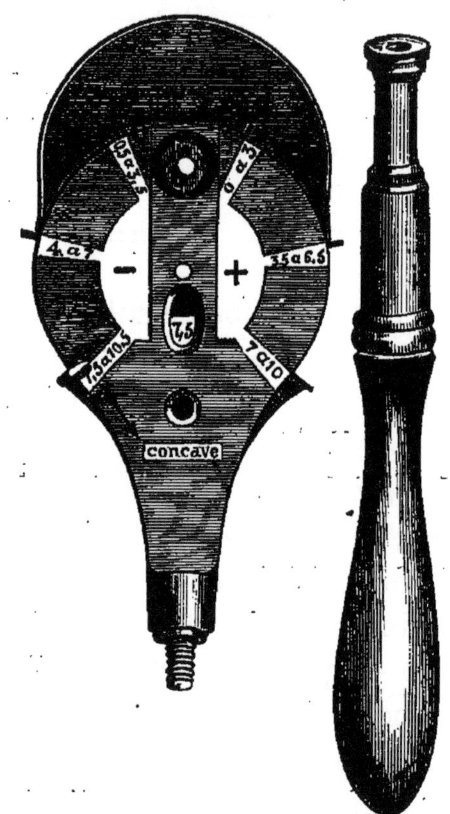

Fig. 13.

combinaison, de façon qu'on n'ait jamais besoin de
faire soi-même l'addition (fig. 13).

Les lentilles de l'ophthalmoscope sont plan-sphéri-
ques et se regardent par leurs surfaces planes.

Les numéros de 0 à 10 dioptries convexes et de 0 à 10,5 dioptries concaves suffisent pleinement pour déterminer la réfraction à l'aide de l'ophthalmoscope. On pourrait quelquefois avoir besoin de verres plus forts pour la détermination de l'acuité visuelle. C'est pour cela que nous avons ajouté à notre instrument un verre concave 10 D de la grandeur du miroir. Cette lentille peut être introduite à la place de celui-ci pour la détermination de l'acuité visuelle.

En faisant tourner nos disques, nous pouvons augmenter à volonté la force de cette lentille, et le résultat est toujours facile à calculer, parce qu'on n'a qu'à ajouter le nombre de 10 au numéro indiqué sur l'instrument. De cette façon nous pouvons continuer la série des verres concaves jusqu'au nº 20,5 (ancien 1,9).

De même pour les verres convexes : les lentilles fortes dont nous avons besoin pour la production de l'image renversée peuvent également servir à la détermination subjective de la réfraction. On n'a qu'à les introduire séparément dans le cadre du miroir. Ainsi le nº + 10 ajouté aux numéros contenus dans l'instrument complète la série des verres convexes de 10 à 20 D.

De cette façon, nous doublons donc le nombre de nos lentilles.

L'instrument peut en outre servir à la détermination de l'astigmatisme, par le moyen d'une plaque percée d'une fente sténopéique. Cette plaque, de même dimension que le miroir, peut être introduite à la place de celui-ci. On peut donner à la fente toutes les inclinaisons possibles, et l'angle qu'elle forme avec la verticale est indiquée directement sur la plaque.

Récemment nous avons modifié le mécanisme de notre ophthalmoscope en supprimant une des pointes du disque A et en ajoutant de petits boutons au disque B.

Lorsque le disque A a fait une tournée, le doigt qui le met en mouvement ne trouve plus de tige et il est ainsi averti de saisir un des boutons du disque B pour continuer la rotation. En effet, arrivé à la fin d'une rotation entière on ne doit plus faire tourner le disque A, parce qu'on obtiendrait le numéro par lequel on a commencé, mais il faut mettre en mouvement le disque B.

Il devient ainsi possible de faire passer devant l'œil, sans discontinuer, toute la série des verres convexes de 0 jusqu'à 10 D. Inversement, en plaçant dans l'ouverture un des verres concaves du disque B on obtient, en poussant les pointes de bas en haut, toute la série des verres concaves, sans avoir besoin de se préoccuper du crochet du disque B.

Voici encore deux ophthalmoscopes qui présentent un intérêt particulier, l'un parce qu'il permet d'observer le fond de l'œil avec les deux yeux, c'est l'ophthalmoscope binoculaire de M. Giraud-Teulon, l'autre comme ophthalmoscope à démonstration, c'est celui de M. Sichel.

L'ophthalmoscope de M. Giraud-Teulon est basé sur le même principe que le microscope binoculaire

de M. Nachet. Son but est de procurer à chaque œil
de l'observateur une image différente du fond de
l'œil observé, de manière à produire une impression
stéréoscopique :

Un miroir concave en verre MM (fig. 14) d'environ
45 millimètres de diamètre, sert de réflecteur. L'étamage est enlevé au centre sur une partie de 5,5 millimètres de diamètre. Au milieu de cette place se
touchent deux prismes en verre $a\,b\,c\,d$ et $a'\,b'\,c'\,d'$.
Les angles $b\,a\,d$ et $b'\,a\,d'$, de même que les angles
$b\,c\,d$ et $b'\,c\,d'$, ont environ 45°, de sorte que les
rayons lumineux qui tombent normalement ou sous
un angle très-petit sur bb' subissent dans chaque
prisme deux réflexions totales, en P', de ad vers bc
et de bc vers A, en dehors du prisme. De même dans
le prisme P'.

Soit en X un objet et AA' les yeux de l'observateur;
chacun de ces yeux reçoit une image à part de X,
(m et m'), et ces deux images sont d'autant plus
différentes que l'angle o X o' est plus grand, c'est-à-
dire que l'objet est plus rapproché du miroir et plus
grand que l'ouverture de ce dernier.

Pour adapter l'instrument à l'écartement des yeux
de chaque observateur, un des prismes est divisé et sa
moitié externe peut être éloignée ou rapprochée de
l'autre suivant que les yeux de l'observateur sont plus
ou moins écartés. Pour régulariser l'adaptation et la
convergence, deux petits prismes (pp'), se trouvent
derrière chaque ouverture oculaire.

En plaçant derrière l'ouverture du miroir un des verres convexes renfermés dans la coulisse CC' et devant les oculaires les verres concaves v et v' on ajoute

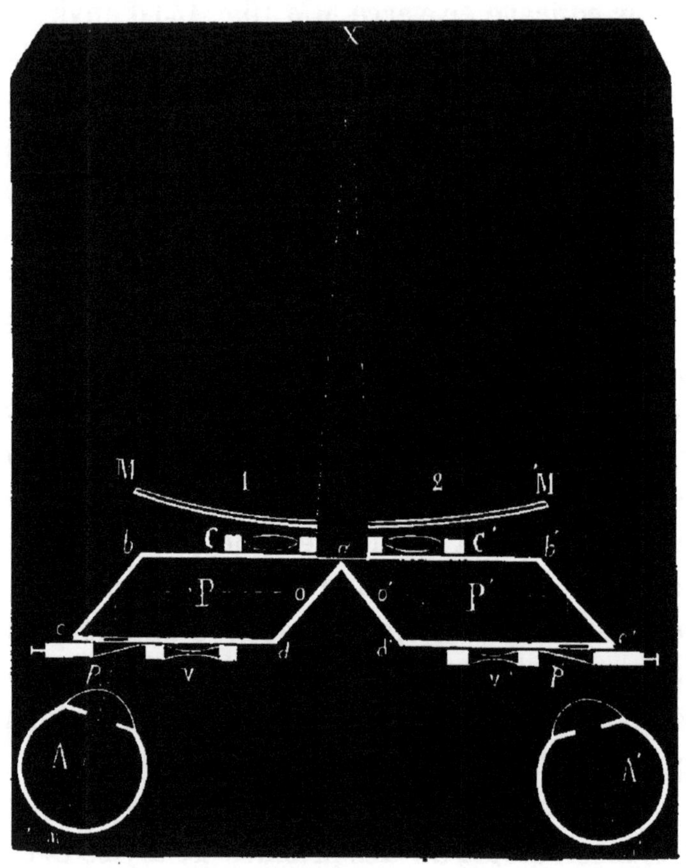

Fig. 14.

à l'ophthalmoscope une sorte de lunette de Galilée et on augmente considérablement le grossissement. L'instrument a l'avantage de montrer le fond de l'œil en relief et de permettre ainsi une appréciation exacte des différences de niveau que ce dernier présenté.

L'ophthalmoscope de M. Sichel (fig. 15) est surtout destiné à montrer à plusieurs personnes à la fois l'image du fond de l'œil. Il se compose essentiellement d'un miroir concave MM de 35 centimètres de distance focale, auquel est adaptée une caisse métallique sur laquelle il peut se mouvoir en différents sens. Cette caisse est percée de part en part d'un orifice d'environ 1 centimètre, dont l'axe coïncide avec le trou du miroir qui a la forme d'un ovale à grand axe transversal. La caisse renferme à son intérieur un prisme rectangle dont le plan hypothénusien est placé à 45° sur l'axe de la caisse.

Le plan correspondant à l'un des côtés de l'angle droit du prisme, avance dans le champ du trou du miroir, de façon à en occuper les deux tiers et à laisser libre le tiers restant. L'une des extrémités de la caisse est fermée, l'autre, complétement ouverte, est munie d'un oculaire dans lequel peuvent être enchâssés des verres correcteurs. Une lentille convexe C, placée en avant de l'œil observé, forme une image renversée *b* des objets du fond de cet œil.

Une partie de la lumière provenant de cette image traverse la partie libre de l'ouverture de la caisse pour entrer directement dans l'œil du premier observateur I. Une autre partie rencontre le prisme dont elle traverse la surface, pour être réfléchie par la face

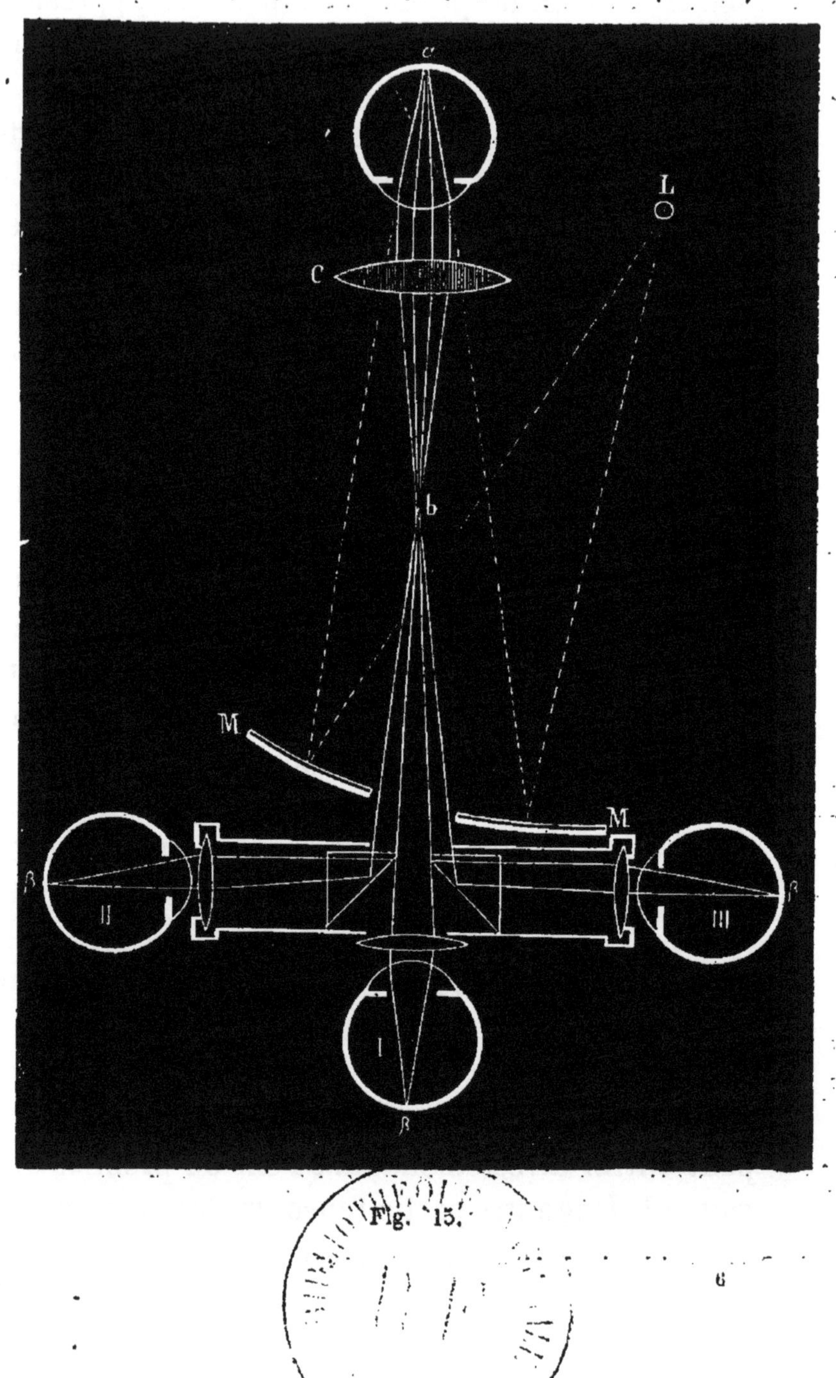

Fig. 15.

hypothénusienne vers l'œil du second observateur II.

L'auteur, dans sa description de l'instrument, que nous empruntons aux *Annales d'oculistique* (t. LXVII), dit justement qu'en ajoutant à la première caisse une seconde qui en serait écartée de quelques millimètres, il serait possible de disposer l'appareil pour trois observateurs. L'observateur principal regarderait par le trou du miroir entre les deux caisses, pendant que chacun des autres observateurs examinerait l'œil du malade par l'oculaire de l'une des caisses.

M. Monoyer[1] a fait exécuter ce projet et nous a montré, en 1873, le premier exemplaire de cet ophthalmoscope à trois observateurs.

Disons encore un mot de l'*éclairage ophthalmoscopique*. Il est évident que l'éclairage idéal est celui de la lumière solaire. Il n'est pas seulement le plus intense, ce qui du reste n'est pas même toujours un avantage pour l'ophthalmoscopie, mais la lumière solaire est blanche et elle nous montre les objets observés dans leur véritable couleur.

Mais malheureusement on ne dispose pas toujours du soleil et, bien que nous en profitions dès que l'occasion se présente, nous avons le plus souvent recours à l'éclairage artificiel.

Pour cela on peut se servir indifféremment du gaz, de l'huile ou du pétrole. En se servant du gaz, on fait

1. *Revue médicale de Nancy*, février 1874.

généralement bien de ne pas ouvrir complétement le robinet du bec, parce que l'éclairage deviendrait trop intense, tandis qu'on peut presque toujours se servir sans inconvénient de la flamme d'une lampe à huile. Nous n'oublierons pas que la lumière artificielle ajoute à la couleur des objets observés un ton orangé et rougeâtre qu'ils n'ont pas à la lumière du jour. Il ne faut par conséquent pas s'étonner de trouver le fond d'un œil examiné à la lumière solaire autrement coloré et plus pâle qu'à l'éclairage d'une lumière artificielle.

Pour l'examen ophthalmoscopique nous plaçons la lampe à côté et en arrière du malade. Moins est grand l'angle formé par la source lumineuse et l'œil observé d'une part et le miroir de l'autre, moins nous aurons besoin d'incliner le miroir. C'est un très-grand avantage, parce que de cette façon l'éclairage est d'autant plus fort que l'ouverture à travers laquelle nous regardons se présente moins en raccourci et que la ligne visuelle se trouve ainsi plus rapprochée de l'axe du verre correcteur.

Il est indifférent de placer la lumière à droite ou à gauche du malade. On fait bien de tenir le miroir légèrement et par le bout du manche, à l'aide des trois premiers doigts, pour pouvoir le manier aussi facilement que possible.

Nous commençons toujours l'exploration ophthalmoscopique par l'examen à l'image droite :

Après avoir projeté la lumière sur l'œil nous rapprochons l'ophthalmoscope de celui-ci autant que cela est possible, sans que la lumière soit interceptée par la tête du patient. Nous contrôlerons la bonne direction de la lumière par l'aspect de la pupille qui doit apparaître tout à fait éclairée.

· Nous voyons alors les reflets de notre miroir sur la cornée, sur la surface antérieure et postérieure du cristallin. Ce sont des reflets parfois très-gênants, surtout les deux premiers, qui sont assez intenses pour masquer les objets qu'ils recouvrent.

C'est pour éviter cet inconvénient qu'Helmholtz a employé la lumière polarisée; en donnant à son miroir une inclinaison de 56°, cette lumière n'est plus réfléchie par les surfaces des milieux réfringents.

Pour éviter l'inconvénient des reflets, nous inclinons simplement le miroir, de manière que ces derniers viennent se placer à côté de la partie examinée de l'œil.

Le champ d'observation ophthalmoscopique est limité par l'ouverture de la pupille. Il s'ensuit qu'il est d'autant plus étendu que nous sommes plus rapprochés de la pupille ; parce que, plus nous nous rapprochons, plus augmente l'angle de la vision, qui a son sommet dans notre œil et dont les côtés touchent le bord pupillaire.

Une condition indispensable pour voir nettement l'image droite est, comme nous l'avons dit, d'adapter son œil à la réfraction de l'œil examiné.

Si nous avons affaire à des yeux emmétropes ou hypermétropes, il faut que notre œil soit adapté aux rayons parallèles ou divergents. Pour cela, on doit se garder de faire un effort d'accommodation trop considérable. C'est une observation très-importante, parce qu'au début des études ophthalmoscopiques on a toujours la tendance à faire un effort d'accommodation d'autant plus grand que l'on voit moins bien. Cela tient à ce qu'on ne se rend pas bien compte de la direction des rayons émergeant de l'œil examiné. On se dit involontairement qu'on a à regarder un objet situé très-près devant l'œil, et c'est pour le voir nettement qu'on met en jeu au plus haut degré son accommodation. Mais on oublie que l'objet à observer se trouve placé derrière une loupe formée par les milieux dioptriques de l'œil examiné et que, par conséquent, les rayons en sortent bien moins divergents que si on le regardait à l'œil nu.

Si l'objet se trouve au foyer de la loupe, comme dans l'emmétropie, les rayons qui en émanent sont parallèles, et nous devons relâcher complétement l'accommodation ; s'il se trouve en deçà du foyer, comme dans l'hypermétropie, ils sortent en divergeant comme s'ils provenaient d'un objet situé à une certaine distance derrière l'œil examiné, et nous n'avons pas besoin d'un effort considérable d'accommodation. Enfin, dans le cas de myopie, il nous faut même un verre concave pour voir nettement.

On n'est pas toujours maître de son accommodation, le muscle ciliaire étant un muscle à fibres lisses. Mais on se rappelle que l'accommodation est intimement liée à la convergence et que l'une est presque toujours proportionnelle à l'autre. Par conséquent, si nous parvenons à placer nos yeux parallèlement, la convergence et l'accommodation seront nulles toutes les deux. Or, les muscles préposés à la direction des yeux sont des muscles soumis à la volonté et nous parvenons assez facilement à les rendre dociles.

Pour s'exercer à diriger les yeux parallèlement, on se sert d'un verre prismatique à sommet dirigé vers la tempe. Le prisme produit ainsi un déplacement apparent des objets du côté temporal ; pour obtenir la vision binoculaire simple, l'œil couvert du prisme doit donc se diriger en dehors. En se servant successivement de prismes de plus en plus forts, on arrive enfin à la position parallèle des yeux. Il est évident que l'œil doit être dirigé sur l'objet placé derrière le prisme : la vision simple sert à contrôler si les deux yeux sont bien dirigés. Dès que le prisme est trop fort, nous voyons double, parce que l'œil n'est plus dirigé sur l'objet, et que celui-ci ne forme plus son image sur la macula. Quand on a perçu une fois la sensation caractéristique de la position parallèle de ses yeux, on arrive peu à peu à la reproduire spontanément et, par conséquent, à relâcher à volonté l'accommodation.

Après avoir déterminé la réfraction, nous examinons l'œil à l'image renversée, suivant les règles que nous avons données plus haut.

On fait bien de tenir le verre convexe assez loin de l'œil examiné pour que son foyer coïncide à peu près avec le plan pupillaire. De cette façon le diamètre de la pupille est agrandi autant que possible et ses bords peuvent même disparaître complétement du champ examiné.

Dans l'examen à l'image renversée, il y a un inconvénient qui ne se présente pas dans l'examen à l'image droite, c'est le double reflet que la lumière forme sur la lentille convexe, et il est très-vif. Pour l'écarter on n'a qu'à incliner légèrement la loupe, les deux reflets marchent alors en sens contraire, et laissent libre le centre de la loupe.

Outre la lentille convexe n° 15 ou n° 10 à l'aide de laquelle je produis l'image renversée, je regarde habituellement à travers le verre convexe 3 D du disque, pour m'adapter à la distance de l'image renversée. De cette façon j'habitue mon œil à relâcher toujours son accommodation dans l'examen ophthalmoscopique.

L'image renversée, comme nous l'avons déjà dit, sert à nous donner une vue d'ensemble de l'intérieur de l'œil. Il faut, pour cela, examiner le fond de l'œil dans toutes les directions jusqu'à ses limites extrêmes ; nous en avons indiqué les raisons.

Dès que nous avons trouvé à l'image renversée une partie malade, un produit pathologique, une altération quelconque du fond de l'œil, nous faisons bien de recourir encore une fois à l'image droite pour nous rendre compte exactement de la nature de la partie suspecte ou malade.

EXAMEN DE L'OEIL A L'ÉCLAIRAGE OBLIQUE.

On appelle examen de l'œil à l'éclairage oblique l'examen des parties antérieures de cet organe en concentrant sur elles, à l'aide d'une loupe, la lumière d'une source lumineuse quelconque. Par ce moyen on peut explorer tour à tour les parties suivantes du globe oculaire : cornée, humeur aqueuse, iris, cristallin et parties antérieures du corps vitré.

On se sert habituellement pour cet examen d'une lampe qu'on peut avancer, reculer, monter et baisser à volonté, pour donner à la lumière toutes les directions voulues. On fait bien de soutenir doucement la paupière supérieure du malade par le pouce d'une main, tandis que l'autre tient une lentille co vexe (environ 15 ou 20 D).

La lumière de la lampe, concentrée par cette loupe, est projetée sur les différentes couches de la cornée, qu'on peut examiner avec beaucoup de délicatesse, quand on place la lampe à côté du malade, de façon à donner à la lumière une direction tangente à la cornée. Ainsi on ne découvre pas seulement les moindres troubles de cette membrane, on ne détermine pas seulement leur étendue et leur épaisseur, mais on se rend parfaitement compte de la profondeur à laquelle elles sont situées. C'est ainsi qu'on évalue la profondeur des ulcères de la cornée, la forme de leur fond, le développement d'un hypopyon qui, comme

nous l'avons pu constater avec M. Horner [1] ne se
trouve jamais dans l'épaisseur de la cornée, mais qui
commence par un dépôt de pus sur la surface postérieure de la cornée, dépôt qui augmente et descend
peu à peu dans le fond de la chambre antérieure.

C'est de la même façon qu'on parvient à distinguer
les troubles punctiformes dus à de petits dépôts de
pus sur la membrane de Descemet, si fréquents dans
l'iritis séreuse.

On examine de la même manière l'humeur aqueuse.

En avançant un peu la lampe, on éclaire l'iris dont
on examine toute l'étendue, en faisant faire au cône
lumineux tout le tour de la pupille et du bord cornéen.

Pour l'examen du cristallin on donnera à la lumière
une direction un peu moins oblique, en ayant soin
d'éclairer successivement toutes ses couches.

Le cristallin, même à l'état normal, mais surtout
chez les vieillards, présente presque toujours un reflet
diffus, légèrement grisâtre, rappelant la nacre. Il
ne faut pas confondre ce reflet avec un commencement de cataracte : car, comme on peut s'en convaincre à l'aide de l'ophthalmoscope, ces cristallins sont
encore parfaitement transparents.

La cataracte s'annonce au contraire par des troubles
plus marqués. On aura soin de déterminer dans
quelles parties du cristallin ils sont situés, si c'est dans
la capsule ou dans la substance corticale antérieure;

---

1. M. Bokowa, *Hypopyon-Keratitis*, thèse de Zurich, 1871.

dans les rayons ou dans les couches postérieures de la lentille. Pour cela encore il est indispensable de faire varier la direction de la lumière.

Quand on veut s'assurer si une opacité ou un corps étranger est situé dans la partie antérieure ou postérieure du cristallin, on peut se servir avec avantage de la méthode suivante : on éclaire l'œil, comme pour l'examen ophthalmoscopique ; le trouble apparaît comme une tache noire dans le champ éclairé de la pupille. En engageant le malade à regarder en haut et en bas, le point noir conserve sa position relative au bord pupillaire, quand il se trouve dans la partie antérieure du cristallin. Il paraît au contraire changer de place en sens inverse du mouvement exécuté par l'œil, quand il est situé dans la partie postérieure.

Une cataracte polaire postérieure s'accusera par un reflet analogue à celui d'un miroir concave. Une cataracte sénile simple présente un développement de traits noirs disposés en forme de rayons dans la périphérie du cristallin. Pour examiner l'équateur du cristallin, on a besoin de dilater la pupille à l'aide de l'atropiné.

Après le cristallin on examine les parties accessibles du corps vitré. Les corps flottants, les cristaux de cholestérine, les parasites, les corps étrangers séjournant dans la partie antérieure du corps vitré sont facilement reconnaissables à l'aide de l'éclairage oblique. On découvre même souvent ainsi des décollements de la rétine, et des tumeurs intraoculaires.

Comme nous l'avons dit au commencement de ce chapitre on doit faire varier, autant que possible, la direction de la lumière. On placera la lampe tantôt à droite, tantôt à gauche du malade, on l'avancera successivement, on l'élèvera, on l'abaissera, on fera changer la direction de l'œil. On sera étonné de la précision que donne à cet examen le déplacement de la source lumineuse.

Cette précision augmente encore quand on se sert d'une seconde lentille pour grossir les parties éclairées par la première. On tiendra cette lentille avec la main, dont le petit doigt s'appuiera sur la paupière supérieure, en la relevant un peu.

L'examen à l'*éclairage oblique*, dont l'importance a été reconnue de tout temps, complète l'ensemble des méthodes d'exploration de l'œil que nous avons exposées tant dans ce volume que dans un ouvrage précédent [1].

---

1. *Le Diagnostic des maladies des yeux*, leçons faites à l'École pratique de la Faculté de médecine de Paris.

TABLE DES MATIÈRES

PUBLICATIONS DU MÊME AUTEUR

Beitrag zur Anatomie der Retina, Zurich (Suisse). 1870.

Anatomie der Retina von Frosch, Salamander und Triton, Max Schultze's Arch. f. micr., Anat. VII. 1871.

Il perimetro e la sua applicazione, Annali d'ottalm. a. I, fasc. IV, genn. 1872.

La distanza tra la macula lutea e la papilla del nervo ottico. Ann. d'ottalm., a. II. fasc. I, 1872.

Recherches anatomiques sur la rétinite pigmentaire typique, Ann. d'ocul., 69, p. 138. Anatomische Untersuchungen über typische Retinitis pigmentosa, v. Graefe's Arch. XVIII, I, p. 325.

La perception des couleurs à la périphérie de la rétine, Ann. d'ocul.. janv.-févr. 1874.— Klin Monatsbl. 1873, p. 376. — Ann. d'ottalm., a. III, fasc. II et III.

Le chiastomètre, Ann. d'ocul., janv.-févr., 1874. — Klin. Monastbl., 1873, p. 450. — Ann. d'ottalm., a. III, fasc. II, e III.

La longueur de l'axe et le rayon de courbure de l'œil (diagnostic différentiel entre l'amétropie axile et l'amétropie de courbure), Ann. d'ocul., janv.-févr., 1874, Klin. Monatsbl., 1873 p. 473. — Ann. d'ott., a. III fasc. II, e III.

LANDOLT ET NUEL. Etude sur la dioptrique de l'œil, Ann. d'ocul., janv.-févr., 1874. — Ann. d'ott., a. III. fasc. II e III.

 » » Versuch einer Bestimmung des Knotenpunktes für excentrisch in das Auge fallende Lichtstrahlen, Graefe's. Arch. XIX, 3.

Le grossissement des images ophthalmoscopiques, Paris, chez Delahaye, 1874.

SNELLEN ET LANDOLT. Ophthalmometrologie, Graefe et Saemisch Handb. der ges. Augenheilkunde, t. III, 1874.

RAYMOND ET LANDOLT. Rapports des maladies du nerf optique avec les maladies cérébrales, Progrès médical, 25 juillet 1874

La strabométrie, Ann. d'ocul., juillet-août, 1875.

Procédé pour déterminer la perception des couleurs, Ann. d'ocul., juillet-août, 1875.

De l'amblyopie hystérique, Arch. de physiologie, publiées par Brown-Séquard, Charcot et Vulpian, p. 624, 1875.

Des localisations dans les maladies cérébrales, Progrès médical, 25 décembre 1875.

Tableau synoptique des mouvements des yeux. Ed. A. Delahaye, Paris, 1875.

Un pupillometro, istromento per misurare il diametro della pupilla, Ann. d'ottalm., a. IV, fasc. 4.

Le diplomètre, présenté à l'Académie des Sciences de Paris, séance du 7 février 1876.

De la valeur de certains symptômes oculaires dans la localisation des maladies cérébrales. *Bulletin de la Sociéte de médecine pratique de Paris* 1876, p. 149.

Die Vergrôsserung des aufrechten ophthalmoscopischen Bildes. Centralblatt f. med. Wissensch. nᵘ 21, 1876.

L'introduction du système métrique dans l'ophthalmologie. Paris, chez Delahaye. The introduction of the metrical system into ophthalmologie. Londres, chez J. et A. Churci ll. — D. Einführung des Metersystems in die Ophthalmologie. Stuttgart chez F. Enke. — *Et Annali d'ottalmologia.* Anno V. f. II et III.

De l'influence de la strychnine sur certaines affections du nerf optique. *France.médicale* n° 27; 3 avril 1877.

Landolt et Oulmont : Du retour de la sensibilité sous l'influence des applications métalliques dans l'hémianesthésie d'origine cérébrale. *Progrès médical,* 19 mai 1877.

Landolt. Des rapports qui existent entre l'acuité visuelle et la perception des couleurs au centre et aux parties excentriques de la rétine. Communication faite à la Société de biologie, mai 1877. *Gazette médicale* de Paris, 4 août 1877, n° 31. Comparez compte rendu du Congrés international des sciences médicales. Congrés de Genève, 1877. Section d'ophthalmologie.

Les causes de l'amétropie. Communication faite à l'association française dans la séance du 27 août 1877 (Congrés du Havre) (*Gaz. hebdomad. de médecine et de chirurgie*).

Le diagnostic des maladies des yeux, leçons faites à l'Ecole pratique de la faculté de médecine de Paris, Ed. Bourneville et Delahaye, 1877.

L'œil artificiel du Dʳ Landolt. Paris chez O. Doin 1877. Das künstliche Auge v. Dʳ Landolt. Zurich chez Orelli Fussli et Cⁱᵉ, 1877.

Le rapport qui existe entre les verres de lunettes de l'ancien et ceux du nouveau système. *Ann. d'oc.* t. LXXVIII, p. 44, 1877, et *Klin. Monatsbl.* XV, p. 333.

Landolt et Charpentier : Des sensations de lumière et de couleur dans la vision directe et dans la vision indirecte (Académie des sciences, Séance du 18 février 1878).

Extraction d'un cysticerque de l'intérieur de l'œil. Présentation faite à la Soc. de Chirurgie.

De Wecker et Landolt. Traité complet d'Ophthalmologie. 1878.

PARIS. — IMP. TOLMER ET ISIDOR JOSEPH, 25. RUE DU FOUR-SAINT-GERMAIN

www.ingramcontent.com/pod-product-compliance
Ingram Content Group UK Ltd.
Pitfield, Milton Keynes, MK11 3LW, UK
UKHW021738090726
13657UKWH00002B/778